Jacob Ward

Manos Que Sanan

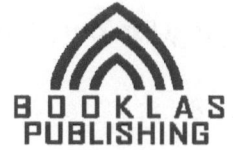

Título Original: *Manos que Sanan*
Copyright © 2024, publicado por Luiz Antonio dos Santos ME.

Este libro presenta los principios fundamentales del Reiki, explorando sus raíces históricas, prácticas energéticas e impacto en el bienestar físico, emocional y espiritual. A través de un lenguaje accesible y ejemplos prácticos, la obra guía a los lectores en un viaje de autodescubrimiento y sanación interior.

1ª Edición
Equipo de Producción
Autor: Jacob Ward
Editor: Luiz Santos
Revisión: Cesar Amancio
Portada: Studios Booklas / Amadeu Rossi

Publicación e Identificación
Manos que Sanan / Por Jacob Ward
Booklas Publishing, 2024
Categorías: Cuerpo, Mente y Espíritu / Salud y Sanación / Meditación
DDC: 615.852 - CDU: 613.8

Todos los derechos reservados a:
Booklas Publishing / Luiz Antonio dos Santos ME

Ninguna parte de este libro puede ser reproducida, almacenada en un sistema de recuperación o transmitida por cualquier medio —electrónico, mecánico, fotocopia, grabación u otro— sin la autorización previa y expresa del titular de los derechos de autor.

Contenido

Prólogo 5
Capítulo 1 ¿Qué es el Reiki? 7
Capítulo 2. Energía Vital Universal 11
Capítulo 3. Principios del Reiki 15
Capítulo 4. Fundamentos de la sanación energética 19
Capítulo 5. Los chakras 23
Capítulo 6. Anatomía energética. 27
Capítulo 7. Iniciación en Reiki 31
Capítulo 8. El rol del maestro 35
Capítulo 9. Preparación para la práctica 39
Capítulo 10. Conexión con la energía universal 43
Capítulo 11. Técnicas básicas de reiki 47
Capítulo 12. Autotratamiento 51
Capítulo 13. Tratamiento a otras personas 55
Capítulo 14. Reiki en niños 59
Capítulo 15. Reiki en animales 63
Capítulo 16. Reiki en plantas y objetos 67
Capítulo 17. Reiki a distancia 71
Capítulo 18. Reiki para situaciones 75
Capítulo 19. Reiki y meditación 79
Capítulo 20. Reiki y Respiración 83
Capítulo 21. Reiki e intuición 87
Capítulo 22. Reiki y cristales 90
Capítulo 23. Reiki y aromaterapia 94
Capítulo 24. Reiki y sonido 98

Capítulo 25. Reiki para el estrés 102
Capítulo 26. Reiki para la ansiedad 106
Capítulo 27. Reiki para el dolor físico 110
Capítulo 28. Reiki para dormir 114
Capítulo 29. Reiki en el embarazo 118
Capítulo 30. Reiki y enfermedades crónicas 122
Capítulo 31. Reiki en el duelo 126
Capítulo 32. Reiki y equilibrio emocional 129
Capítulo 33. Reiki y espiritualidad 133
Capítulo 34. Reiki y gratitud 136
Capítulo 35. Reiki y propósito de vida 140
Capítulo 36. Reiki en grupos 144
Capítulo 37. Reiki en crisis 148
Capítulo 38. Reiki en desastres 152
Capítulo 39. Reiki y ética 156
Capítulo 40. Reiki y limpieza energética 160
Capítulo 41. Reiki y prosperidad 164
Capítulo 42. Reiki y salud mental 168
Capítulo 43. Reiki y transformación personal. 172
Capítulo 44. Reiki y armonía familiar 177
Capítulo 45. Reiki y relaciones amorosas 181
Capítulo 46. Reiki y confianza 185
Capítulo 47. Reiki y naturaleza 189
Capítulo 48. Reiki y paz mundial 193
Capítulo 49. Reiki y silencio interior 197
Capítulo 50. Reiki y alegría 201
Capítulo 51. Reiki y autosuficiencia. 205

Capítulo 52. Camino del Reiki 209
Epílogo 213

Prólogo

La energía que mueve el universo no es visible, pero se siente profundamente por quienes eligen escuchar. Al sostener este libro en tus manos, ya has cruzado el umbral de algo que trasciende lo cotidiano, una invitación silenciosa que resuena en lo más profundo de tu ser. El Reiki no es solo una práctica; es el arte de volver a la esencia, de sintonizarte con el flujo universal que impregna todas las cosas.

Aquí no encontrarás fórmulas mágicas ni dogmas que seguir. En su lugar, hallarás un espejo que refleja el potencial dormido dentro de ti, una fuerza que pulsa en armonía con la vastedad del cosmos. Cada página es un puente, un pasaje para comprender cómo esta energía universal puede canalizarse para transformar no solo el cuerpo, sino también la mente y el espíritu.

La historia del Reiki es la historia de la humanidad en busca de equilibrio y sanación. Mikao Usui, al redescubrir este antiguo conocimiento en el Japón del siglo XIX, nos legó algo más que una técnica: nos dio un lenguaje para lo invisible, una forma de restaurar la armonía en los niveles más profundos de la existencia. Y ahora, ese conocimiento llega a ti como un regalo que trasciende el tiempo y las culturas.

Estás frente a una guía para acceder a lo que siempre ha estado presente: la energía que conecta lo más íntimo de ti con lo infinito. No se trata solo de leer, sino de experimentar. A partir de este momento, este libro no es un objeto; es un portal. ¿Estás listo para cruzarlo?

Capítulo 1
¿Qué es el Reiki?

El Reiki, una palabra que evoca la profundidad de los antiguos saberes, es mucho más que una técnica; es un puente hacia el misterio que une lo visible y lo invisible. La esencia misma de esta práctica radica en su nombre: Rei, que significa «universal», y Ki, que se traduce como «energía vital». Juntas, estas palabras conforman un concepto que nos invita a explorar un universo de posibilidades, donde la energía fluye nutriendo la vida en todas sus formas.

El origen del Reiki nos lleva a Japón a finales del siglo XIX, a la vida de Mikao Usui, el maestro que dedicó su existencia a redescubrir una forma de sanación que trascendiera lo físico. Usui, un hombre de profundo conocimiento espiritual y académico, se embarcó en una búsqueda que lo llevó a vivir una experiencia transformadora en el monte Kurama. Durante una intensa meditación, se dice que recibió una conexión directa con la energía universal y desarrolló la capacidad de canalizar esa fuerza para sanar.

Desde este humilde origen, el Reiki ha trascendido fronteras culturales y geográficas, convirtiéndose en una práctica global que une a personas de diferentes creencias y estilos de vida. Su universalidad radica en su simplicidad y en la pureza de su propósito: sanar y equilibrar.

Los fundamentos del Reiki son accesibles para todos. No se necesitan rituales complicados ni equipamiento sofisticado. La clave está en comprender que todos somos canales de la energía universal, que fluye a través de nuestras manos con la intención adecuada. En esencia, cualquiera puede aprender y practicar

Reiki, siempre y cuando se comprometa a hacerlo desde el corazón.

El Reiki reconoce que el cuerpo, la mente y el espíritu están estrechamente relacionados. Del mismo modo que una herida física puede provocar angustia emocional, un desequilibrio emocional o espiritual puede manifestarse como enfermedad en el cuerpo. La práctica del Reiki busca restaurar el equilibrio y la armonía en todos los niveles, promoviendo un estado de bienestar integral.

La sesión de reiki es una experiencia profundamente personal y única. En un ambiente tranquilo, el receptor se recuesta mientras el practicante coloca sus manos suavemente sobre o cerca del cuerpo, siguiendo una serie de posiciones que corresponden con los principales centros energéticos. Aunque el contacto físico puede estar presente, no es esencial, ya que la energía fluye independientemente de la proximidad.

El Reiki no se limita a sanar dolencias físicas. Es una práctica que invita a la introspección y al crecimiento personal. Cada sesión es un recordatorio de que somos más que materia, de que existe una corriente de vida que nos conecta a todos y que nos recuerda nuestra naturaleza divina.

Además, el Reiki no busca reemplazar otras formas de atención médica, sino complementarlas. Su enfoque no es tratar enfermedades específicas, sino abordar al ser humano en su totalidad, ayudando a liberar bloqueos energéticos que podrían estar causando malestar. En este sentido, su capacidad para integrar lo espiritual y lo físico lo convierte en una herramienta valiosa en el camino hacia el bienestar.

El impacto del Reiki trasciende las sesiones individuales. Quienes lo practican suelen notar cambios profundos en su vida diaria. La conexión constante con la energía universal promueve una sensación de paz interior y gratitud. En un mundo que a menudo se percibe como caótico, el Reiki se convierte en un ancla, un recordatorio constante de que la calma y el equilibrio son posibles.

Al explorar la historia del Reiki, descubrimos que, aunque es ampliamente conocido gracias a Mikao Usui, existen diversos linajes y tradiciones que se han desarrollado desde sus orígenes. Algunos practicantes han adaptado los métodos tradicionales integrando conocimientos modernos y otras disciplinas energéticas, lo que refleja la adaptabilidad y vitalidad de esta práctica.

Sin embargo, los conceptos fundamentales permanecen intactos: el Reiki se basa en la idea de que el universo está impregnado de una energía infinita y disponible para todos. La práctica nos invita a abrirnos a esta energía y permitir que fluya a través de nosotros, no solo para sanar, sino también para transformar nuestra perspectiva del mundo y de nosotros mismos.

Mikao Usui dejó un legado que trasciende las técnicas que enseñó. Los principios éticos y espirituales que acompañan al Reiki son una invitación a vivir una vida consciente, guiada por la compasión, la gratitud y el respeto hacia todas las formas de vida. Practicar Reiki es también una invitación a reflexionar sobre cómo nuestras acciones, pensamientos y emociones afectan a nuestra energía y a la de quienes nos rodean.

La expansión del Reiki hacia Occidente comenzó en gran parte gracias a Hawayo Takata, una mujer japonesa-estadounidense que aprendió Reiki en Japón y lo introdujo en Hawái durante la década de 1930. Gracias a ella, la práctica se adaptó para resonar con las sensibilidades culturales de su nueva audiencia, manteniendo al mismo tiempo su esencia espiritual. Hoy en día, el Reiki se practica en hospitales, clínicas y hogares, lo que demuestra su capacidad de integrarse en una amplia variedad de contextos.

El Reiki no solo es una práctica para sanar a otros, sino también un regalo que nos hacemos a nosotros mismos. A medida que aprendemos a canalizar la energía universal, descubrimos que la verdadera sanación comienza en nuestro interior. El proceso de conectar con esta energía nos enseña a escuchar nuestro cuerpo, nuestras emociones y nuestro espíritu, y nos abre las puertas a una vida más plena y consciente.

En este camino, el Reiki nos recuerda que no estamos solos. La energía que fluye a través de nosotros también fluye a través de cada ser vivo, cada planta, cada estrella. Somos parte de un vasto entramado de vida y, al trabajar con Reiki, nos reconectamos con esa verdad fundamental.

Para muchos, el primer contacto con el Reiki es solo el comienzo de un viaje que les lleva a explorar dimensiones más profundas de la existencia. No es raro que las personas que comienzan como receptores de Reiki eventualmente se conviertan en practicantes, impulsados por el deseo de compartir esta gift con otros. Así, el Reiki no solo transforma a quienes lo practican, sino que también tiene el poder de transformar comunidades enteras.

El Reiki nos invita a cuestionar nuestras suposiciones sobre la naturaleza de la realidad y a abrirnos a la posibilidad de que existan fuerzas más allá de lo que podemos ver o tocar. En esencia, es una celebración de la vida en todas sus formas, una invitación a honrar la energía que fluye a través de nosotros y de todo lo que nos rodea. Y a través de esa conexión, encontramos un camino hacia la sanación, la armonía y la paz interior.

Capítulo 2.
Energía Vital Universal

El universo vibra en un lenguaje que no se pronuncia con palabras, sino que se siente con el corazón. La energía vital universal, conocida en distintas tradiciones como «prana», «chi» o «ki», no es solo un concepto abstracto, sino la fuerza que impregna todo lo que vive. Esta energía no se limita a los confines de nuestros cuerpos, sino que fluye a través de ellos, de los árboles, del aire que respiramos y de los ríos que serpentean por la tierra. Es la esencia misma de la existencia.

Comprenderla es el primer paso hacia un viaje de autodescubrimiento. En las antiguas tradiciones, se creía que esta fuerza vital era responsable no solo de la vida, sino también del equilibrio entre el cuerpo, la mente y el espíritu. Cuando fluye de manera libre y armónica, experimentamos salud, vitalidad y bienestar. Sin embargo, cuando esta energía se bloquea o se desequilibra, aparecen el malestar y la enfermedad.

El concepto de energía vital universal no es exclusivo de una cultura o región concreta. En India es el prana; en China, el chi; en Japón, el ki, y en otras culturas recibe diferentes nombres, pero todos ellos se refieren al mismo principio: una fuerza vital que anima y conecta todas las cosas. Esta convergencia de ideas a través de diversas tradiciones muestra que la humanidad, independientemente de su lugar de origen, ha buscado entender y trabajar con esta energía.

El flujo de la energía vital es un fenómeno dinámico. En el cuerpo humano, este flujo está intrínsecamente ligado a los sistemas energéticos, como los chakras y los nadis. Los chakras son centros energéticos que actúan como puntos de conexión entre nuestro cuerpo físico y nuestras dimensiones sutiles. Los nadis, por su parte, son canales que permiten que esta energía se desplace por todo el organismo. Cuando estos sistemas funcionan en armonía, la energía fluye sin impedimentos y experimentamos una sensación de plenitud.

No obstante, nuestra vida diaria a menudo interfiere con este flujo natural. El estrés, las emociones negativas, los traumas y los hábitos poco saludables pueden causar bloqueos en nuestra energía vital. Estos bloqueos no siempre se manifiestan de inmediato como problemas físicos, sino que a veces comienzan como un malestar emocional o una sensación de desconexión espiritual. Con el tiempo, si no se abordan, pueden cristalizar en enfermedades o dolencias.

El Reiki, como práctica, se basa en la interacción con esta energía vital universal. No se trata de crear algo nuevo, sino de reconectarnos con lo que ya está presente en nosotros y a nuestro alrededor. Cuando un practicante de reiki canaliza esta energía, actúa como un puente entre el receptor y la fuente infinita de energía universal. Este flujo no lo dirige conscientemente el practicante, sino que es la propia energía la que «sabe» a dónde debe ir, guiada por las necesidades del receptor.

Es importante destacar que la energía vital universal no pertenece a nadie, sino que es un regalo inherente a la existencia misma. No importa la raza, la religión o las creencias personales; todos tienen acceso a esta fuerza y todos pueden beneficiarse de ella. Lo único que se requiere es la disposición a abrirse a su presencia.

El flujo de energía vital también se ve influenciado por nuestra relación con el entorno. Los lugares naturales, como los bosques, las montañas y los océanos, están llenos de energía pura, lo que explica por qué muchas personas encuentran consuelo y revitalización al pasar tiempo en la naturaleza. Por el contrario, los entornos caóticos o cargados de emociones negativas pueden drenar nuestra energía, dejándonos agotados y desequilibrados.

Las prácticas espirituales y energéticas, como el reiki, ofrecen herramientas para restaurar el flujo de energía vital. La meditación, la respiración consciente y las visualizaciones son algunos de los métodos que ayudan a armonizar esta fuerza. Al hacerlo, no solo mejoramos nuestra salud física, sino que también cultivamos una mayor conexión con nosotros mismos y con el universo.

Uno de los aspectos más fascinantes de la energía vital universal es su capacidad para trascender el tiempo y el espacio. Esto se refleja en la práctica de enviar Reiki a distancia, que permite a un practicante dirigir energía a alguien que no está físicamente presente. Aunque pueda parecer mágico o inexplicable, esta capacidad se basa en la idea de que todos estamos interconectados a través de un campo energético universal.

La energía vital no solo es relevante para los seres humanos. También fluye a través de los animales, las plantas y los objetos inanimados. Los practicantes de Reiki a menudo trabajan con mascotas, ayudándolas a sanar y a equilibrar su energía, e incluso aplican Reiki a plantas para promover su crecimiento. Este enfoque holístico subraya la unidad de toda la creación y nos recuerda que la energía vital no discrimina, simplemente fluye.

Otro aspecto notable es cómo la energía vital se ve influenciada por nuestras emociones y pensamientos. Las emociones positivas, como el amor, la gratitud y la alegría, tienden a amplificar y equilibrar nuestro flujo energético, mientras que emociones como el miedo, la ira y la tristeza pueden causar interrupciones. Esto no significa que debamos reprimir las emociones negativas, sino aprender a reconocerlas, aceptarlas y liberarlas, para permitir que la energía vital vuelva a fluir libremente.

Para quienes desean explorar la energía vital universal en profundidad, el Reiki es una puerta de entrada. La práctica no solo enseña a canalizar esta energía para sanar, sino que también invita a comprender mejor quiénes somos y cuál es nuestro lugar en el cosmos. Nos recuerda que somos más que cuerpos físicos; somos seres energéticos conectados a una fuente infinita de amor y luz.

Al trabajar conscientemente con la energía vital, comenzamos a notar cambios sutiles pero significativos en nuestra vida. La intuición se agudiza, las relaciones se vuelven más armoniosas y aumenta la sensación de propósito. Este despertar energético no ocurre de la noche a la mañana, pero con la práctica y dedicación adecuadas, se convierte en una segunda naturaleza.

La energía vital universal no es un concepto estático, sino una invitación a experimentar la vida de una manera más profunda y significativa. Al reconocer su presencia y aprender a trabajar con ella, abrimos las puertas a una existencia más equilibrada, plena y consciente. El Reiki, como arte que honra esta energía, nos brinda las herramientas para embarcarnos en este viaje de sanación y autodescubrimiento, recordándonos que formamos parte de un vasto y maravilloso todo.

Capítulo 3.
Principios del Reiki

En el corazón del Reiki se encuentran cinco principios fundamentales que no solo guían su práctica, sino también la vida misma. Estos principios, conocidos como los «Cinco Principios del Reiki», no son solo reglas o mandamientos, sino un recordatorio poético de cómo alinear nuestra energía con la armonía universal. Cada uno de ellos contiene la llave para liberar bloqueos internos y alcanzar un estado de equilibrio tanto en nuestro interior como en el mundo que nos rodea.

El origen de estos principios se atribuye a Mikao Usui, quien los formuló como parte esencial de su enseñanza. Inspirados en las tradiciones espirituales japonesas y en el sentido común que emana de la observación de la naturaleza de la vida, estos principios reflejan una verdad universal. A través de ellos, Usui nos invita a vivir con conciencia y a convertirnos en canales más eficaces de la energía universal.

El primer principio nos dice: «Solo por hoy, no te enfades».

Estas palabras simples contienen un mundo de sabiduría. La ira, esa emoción intensa que surge de nuestras expectativas no cumplidas o de la percepción de injusticia, puede consumirnos si no la controlamos. Cuando permitimos que la ira se asiente en nuestro interior, crea bloqueos en nuestro flujo energético, lo que debilita nuestra conexión con la energía universal. Este principio no nos pide que reprimamos la ira, sino que la observemos, la entendamos y la dejemos ir. Al hacerlo, aprendemos a responder en lugar de reaccionar, lo que nos lleva a tener una mente tranquila y un corazón abierto.

El segundo principio nos invita a reflexionar: «Solo por hoy, no te preocupes».

La preocupación, tan común en la vida moderna, nos arrastra hacia un futuro imaginario lleno de incertidumbres. Este principio nos recuerda que el único momento que realmente poseemos es el presente. La energía vital fluye mejor cuando estamos anclados en el aquí y el ahora, sin malgastar nuestra fuerza en anticipaciones innecesarias. Practicar este principio nos enseña a confiar en la sabiduría del universo y a soltar aquello que no podemos controlar.

El tercer principio proclama: «Solo por hoy, sé agradecido».

La gratitud es una frecuencia vibratoria elevada que abre puertas a la abundancia y al bienestar. Este principio nos invita a reconocer las bendiciones, tanto grandes como pequeñas, que nos rodean cada día. Cuando practicamos la gratitud, elevamos nuestra energía y fortalecemos nuestra conexión con la energía universal. Nos recuerda que, incluso en los momentos más oscuros, siempre hay algo por lo que agradecer.

El cuarto principio nos guía: «Solo por hoy, trabaja diligentemente».

Este principio no se refiere únicamente al trabajo físico o profesional, sino también al compromiso con nuestra propia evolución. Nos anima a enfrentarnos cada día con dedicación y a dar lo mejor de nosotros en todo lo que hacemos. A través de este enfoque consciente, creamos una vida en armonía con nuestros valores y objetivos, evitando dispersar nuestra energía en actividades triviales o improductivas.

El quinto y último principio reza: «Solo por hoy, sé amable con los demás».

La amabilidad, como acto consciente, es una expresión directa de la energía universal. Este principio nos recuerda que nuestras interacciones con los demás son oportunidades para hacerlo. Ser amable no solo beneficia a quienes nos rodean, sino que también fortalece nuestra propia energía, creando un ciclo de retroalimentación positiva.

A primera vista, estos principios pueden parecer sencillos, casi básicos. Sin embargo, es en su simplicidad donde reside su profundidad. Cada uno de ellos aborda aspectos fundamentales de nuestra humanidad y nos invita a ser conscientes de nuestras emociones, pensamientos y acciones. En esencia, son un camino hacia una vida más plena y en sintonía con el universo.

Integrar estos principios en nuestra práctica de reiki no es una tarea inmediata ni fácil. Requiere disciplina y reflexión. Al principio, es normal olvidar uno u otro principio a lo largo del día. Pero con el tiempo, y a medida que la práctica del Reiki se convierte en parte de nuestra vida diaria, estos principios comienzan a surgir de manera natural, como una segunda piel.

Los principios del Reiki también son una herramienta muy poderosa para transformar nuestras relaciones. Al practicar la no ira y la no preocupación, reducimos los conflictos y malentendidos. La gratitud y la amabilidad, por su parte, fomentan conexiones más profundas y significativas con quienes nos rodean. Y al trabajar diligentemente, inspiramos a los demás con nuestro ejemplo.

Además, estos principios no solo están destinados a los practicantes de Reiki. Son universales y pueden ser aplicados por cualquier persona, independientemente de si ha recibido iniciación en Reiki o no. Representan una guía para vivir una vida consciente y conectada, en sintonía con la energía que fluye a través de todo lo existente.

En la práctica del Reiki, los principios actúan como un ancla espiritual. Antes de comenzar una sesión, muchos practicantes dedican un momento a reflexionar sobre ellos, para que su mensaje impregne la energía que están a punto de canalizar. Esta preparación no solo mejora la calidad de la sesión, sino que también ayuda al practicante a mantener la mente clara y el corazón abierto.

Mikao Usui no presentó estos principios como una lista rígida o inmutable, sino como una invitación a la introspección y al crecimiento personal. Nos invitan a mirar hacia nuestro interior, a identificar las áreas donde podemos mejorar y a tomar medidas conscientes para alinear nuestra vida con la energía universal.

En última instancia, los principios del Reiki son un recordatorio de que la verdadera sanación comienza en nuestro interior. Da igual cuántas sesiones de reiki recibamos o cuántas técnicas aprendamos; si no trabajamos en nosotros mismos, los beneficios serán limitados. Estos principios nos ofrecen una hoja de ruta para este trabajo interno, guiándonos hacia una vida más equilibrada, consciente y con propósito.

La sabiduría contenida en estas palabras simples pero profundas tiene el poder de transformar no solo nuestra práctica del Reiki, sino también nuestra forma de ser en el mundo. Al vivir según estos principios, nos convertimos en un reflejo más claro de la energía universal y irradiemos paz, amor y equilibrio en todo lo que hacemos.

Capítulo 4.
Fundamentos de la sanación energética

El mundo tangible y concreto que conocemos no es más que una delgada capa de una realidad más vasta y compleja. Por debajo de esta superficie se encuentra una red invisible de energía que sustenta y conecta todas las formas de vida. La sanación energética se basa en este principio fundamental: todo está compuesto de energía y, cuando esta se desequilibra o se estanca, el bienestar físico, emocional y espiritual se ve comprometido.

La sanación energética no es una invención moderna, sino un conocimiento ancestral presente en diversas culturas y tradiciones a lo largo de la historia. Desde el prana de la India hasta el chi de la medicina tradicional china, estas prácticas han reconocido y trabajado con los flujos de energía del cuerpo humano como medio para restaurar la salud y promover el equilibrio.

En el núcleo de la sanación energética se encuentra la comprensión de los campos energéticos que rodean y atraviesan el cuerpo humano. El más conocido es el aura, una envoltura energética que refleja nuestro estado físico, emocional y espiritual. Aunque el aura es invisible para el ojo humano promedio, puede ser percibida por quienes han desarrollado una sensibilidad especial o un entrenamiento adecuado.

Dentro del cuerpo energético, los chakras actúan como centros de energía que procesan y distribuyen la energía vital. Estos vórtices giratorios se alinean a lo largo de la columna vertebral, desde la base hasta la coronilla, y cada uno está asociado con diferentes aspectos de nuestra existencia. Un chakra desequilibrado puede manifestarse como enfermedad, ansiedad o desconexión, mientras que un sistema de chakras en armonía fomenta la salud integral.

Los nadis, otra parte esencial de esta anatomía energética, son canales a través de los cuales fluye la energía vital. En el sistema energético humano se dice que hay miles de nadis, aunque tres de ellos —ida, píngala y sushumna— son los más significativos. Estos canales no solo distribuyen energía a diferentes partes del cuerpo, sino que también influyen en nuestra mente y emociones.

La sanación energética reconoce que el cuerpo físico y el cuerpo energético están intrínsecamente conectados. Un desequilibrio energético puede manifestarse como un síntoma físico, y un problema físico puede tener su raíz en un bloqueo energético. Por lo tanto, el trabajo energético no se limita a aliviar síntomas, sino que busca abordar las causas subyacentes para promover una sanación duradera.

El Reiki, como una de las formas más reconocidas de sanación energética, actúa como un puente entre el practicante y la energía universal. El papel del practicante no es imponer o dirigir la energía, sino permitir que fluya a través de él hacia el receptor. En este proceso, el practicante confía en la inteligencia inherente de la energía para llegar exactamente donde se necesita, sin necesidad de intervención consciente.

La práctica del Reiki y otras formas de sanación energética requiere más que conocimiento técnico; se necesita una intención clara y un corazón abierto. La intención es el canal a través del cual la energía se dirige y su pureza es crucial para la efectividad de la sanación. Un practicante que trabaja con amor y compasión crea un espacio seguro para que la energía fluya libremente y para que el receptor experimente su propio proceso de sanación.

Los efectos de la sanación energética no siempre son inmediatos ni lineales. En algunos casos, el receptor puede experimentar una mejora inmediata en su bienestar, mientras que en otros, los beneficios se manifiestan gradualmente con el tiempo. Esto se debe a que la energía actúa a nivel profundo, desbloqueando patrones acumulados que pueden haber tomado años en formarse.

El concepto de sanación energética también reconoce la influencia de nuestras emociones y pensamientos en nuestro campo energético. Las emociones negativas, como el miedo, la ira y la tristeza, pueden crear bloqueos o desequilibrios energéticos si no se procesan adecuadamente. Por otro lado, emociones positivas como el amor, la gratitud y la alegría contribuyen a un flujo energético saludable.

En este sentido, la sanación energética no es solo una práctica pasiva, sino que también requiere que el receptor asuma un papel activo en su proceso de sanación. Esto puede incluir la introspección, la adopción de prácticas como la meditación o la visualización y el compromiso con cambios en el estilo de vida que favorezcan su bienestar energético.

Es importante señalar que la sanación energética no busca reemplazar la atención médica convencional, sino complementarla. Mientras que la medicina occidental se centra en el diagnóstico y tratamiento de enfermedades específicas, la sanación energética aborda al ser humano en su totalidad, trabajando en los niveles físico, emocional, mental y espiritual.

La sanación energética también puede aplicarse a nivel colectivo. Por ejemplo, puede utilizarse para limpiar y armonizar espacios, como hogares o lugares de trabajo, y eliminar las energías negativas acumuladas para promover un ambiente de paz y equilibrio. Asimismo, puede aplicarse a situaciones, relaciones e incluso eventos futuros o pasados, reconociendo que todo en el universo está interconectado.

Uno de los aspectos más transformadores de la sanación energética es la conciencia multidimensional que puede despertar en nosotros. Al trabajar con la energía, empezamos a darnos cuenta de que somos mucho más que cuerpos físicos; somos seres espirituales con un vasto potencial de sanación, creación y conexión.

La sanación energética es tanto un arte como una ciencia. Aunque gran parte de su práctica se basa en la intuición y la sensibilidad, también se beneficia de un entendimiento claro de los principios energéticos y de la anatomía energética. Esta combinación de conocimiento y práctica hace que sea accesible para cualquier persona dispuesta a aprender y comprometerse con su desarrollo.

En última instancia, los fundamentos de la sanación energética nos recuerdan que el poder de sanar reside en nuestro interior. A través de prácticas como el Reiki, no solo reconectamos con esta capacidad innata, sino que también aprendemos a vivir en armonía con el flujo de la vida. Es un camino de autodescubrimiento, empoderamiento y transformación que nos guía hacia una existencia más plena y equilibrada.

Capítulo 5.
Los chakras

En el complejo entramado de energía que sustenta la vida, los chakras emergen como puntos esenciales de conexión entre el cuerpo, la mente y el espíritu. La palabra «chakra» proviene del sánscrito y significa «rueda» o «vórtice». Estos centros energéticos, que giran continuamente, actúan como canales que reciben, procesan y distribuyen la energía vital en nuestro sistema. Aunque existen muchos chakras menores distribuidos por todo el cuerpo, son los siete principales los que constituyen el núcleo de nuestra anatomía energética.

Cada uno de estos chakras está asociado a aspectos específicos de nuestra vida y bienestar. Se alinean a lo largo de la columna vertebral, desde la base hasta la coronilla, y cada uno resuena con una frecuencia única, a menudo representada por un color. La salud de los chakras influye directamente en nuestra experiencia física, emocional y espiritual, y cualquier bloqueo o desequilibrio puede manifestarse como malestar o enfermedad.

El primer chakra, conocido como Muladhara o chakra raíz, se encuentra en la parte inferior de la columna vertebral. Representa nuestra conexión con la tierra, la seguridad y las necesidades básicas. Su energía está vinculada a la supervivencia, la estabilidad y la sensación de pertenencia. Cuando está equilibrado, nos sentimos arraigados y seguros; pero si está bloqueado, podemos experimentar miedo, inseguridad o desconexión de la realidad. Su color asociado es el rojo, vibrante y lleno de vida.

El segundo chakra, Svadhisthana, es el chakra sacro, situado en la parte baja del abdomen, justo debajo del ombligo. Este chakra gobierna nuestras emociones, creatividad y sexualidad. Su energía fluye como el agua, invitándonos a la adaptabilidad y al placer. Cuando está equilibrado, nos sentimos inspirados y en sintonía con nuestras emociones. Sin embargo, si está bloqueado, podemos sentirnos apáticos, desconectados o emocionalmente inestables. Su color característico es el naranja.

El tercer chakra, Manipura, se encuentra en el plexo solar, justo encima del ombligo. Es el centro de nuestro poder personal, la autoestima y la voluntad. Este chakra nos impulsa a actuar, tomar decisiones y manifestar nuestros deseos. Si está desequilibrado, puede provocar sentimientos de impotencia o arrogancia. Un Manipura equilibrado nos llena de confianza y determinación. Su energía se asocia con el color amarillo, tan brillante como el sol.

El cuarto chakra, Anahata, está situado en el centro del pecho y se conoce como el chakra del corazón. Es el puente entre los chakras inferiores, más terrenales, y los superiores, más espirituales. Anahata es el centro del amor incondicional, la compasión y las relaciones. Cuando está equilibrado, somos capaces de dar y recibir amor sin restricciones. Sin embargo, si hay un bloqueo, puede manifestarse en forma de tristeza, aislamiento o resentimiento. Su color es el verde, que simboliza la sanación y la conexión con la naturaleza.

El quinto chakra, Vishuddha, se encuentra en la garganta y representa la comunicación, la verdad y la expresión creativa. Este chakra nos permite expresar nuestros pensamientos y emociones con claridad y autenticidad. Cuando está abierto, nos sentimos capaces de expresar nuestra verdad y de escuchar a los demás con empatía. Si está bloqueado, puede surgir dificultad para comunicarse o un miedo persistente a ser malentendido. Su color es el azul claro, que simboliza claridad y serenidad.

El sexto chakra, Ajna, también conocido como el chakra del tercer ojo, se encuentra ubicado en el centro de la frente, entre las cejas. Este centro energético es la sede de la intuición, la percepción y la sabiduría interior. Ajna nos invita a ver más allá de las apariencias y a confiar en nuestra guía interna. Cuando está equilibrado, experimentamos una comprensión clara y una profunda conexión con nuestra intuición. Si no está equilibrado, puede generar confusión, falta de visión o miedo a lo desconocido. Su color asociado es el índigo.

El séptimo chakra, Sahasrara, se encuentra en la coronilla de la cabeza y se conoce como el chakra corona. Representa la conexión con el universo, lo divino y nuestro propósito espiritual. Sahasrara representa la iluminación y la trascendencia de los límites individuales. Cuando está equilibrado, nos sentimos en paz y conectados con algo más grande que nosotros mismos. Si está bloqueado, podemos experimentar alienación o desconexión espiritual. Su color es el violeta o el blanco, que simbolizan pureza y trascendencia.

El equilibrio de los chakras no es un estado estático, sino un proceso continuo. Nuestras experiencias diarias, pensamientos y emociones afectan al flujo de energía en estos centros. Por ejemplo, el estrés constante puede bloquear el chakra raíz, mientras que una emoción reprimida puede estancar la energía en el chakra del corazón. Reconocer y trabajar con estos desequilibrios es fundamental para mantener nuestra salud integral.

El Reiki es una herramienta eficaz para armonizar los chakras. Durante una sesión, el practicante canaliza la energía universal hacia los chakras, lo que ayuda a liberar bloqueos y a restaurar el flujo energético natural. Muchas personas que reciben Reiki describen una sensación de alivio, como si una carga invisible se hubiera liberado.

Además del Reiki, hay otras prácticas que pueden ayudar a equilibrar los chakras, como la meditación, la respiración consciente, el yoga y el uso de cristales específicos. Cada chakra responde mejor a determinados métodos, por lo que experimentar con estas prácticas puede ser una forma enriquecedora de conectar con nuestra propia energía.

Los chakras también nos enseñan lecciones profundas sobre nosotros mismos. Por ejemplo, trabajar con el chakra del corazón puede revelarnos patrones de autoamor o falta de perdón, mientras que explorar el chakra del plexo solar nos confronta con nuestras creencias sobre el poder personal y la autoestima.

En última instancia, los chakras nos invitan a considerarnos seres multidimensionales, donde lo físico, emocional y espiritual están intrínsecamente conectados. Al aprender a cuidar de estos centros de energía, no solo mejoramos nuestra salud y bienestar, sino que también fortalecemos nuestra conexión con el universo. Los chakras son puertas hacia nuestra esencia más profunda y nos recuerdan que somos energía, luz y potencial infinito, más allá de la carne y los huesos.

Capítulo 6.
Anatomía energética.

El ser humano no es solo un conjunto de músculos, huesos y órganos, sino también una estructura energética intrincada y vibrante que interactúa constantemente con el entorno. La anatomía energética es el mapa invisible que explica cómo fluye, se distribuye y se manifiesta la energía en nuestras vidas. Aunque este sistema no puede observarse directamente a simple vista, su influencia en nuestra salud física, emocional y espiritual es innegable.

Uno de los elementos centrales de la anatomía energética es el aura, una envoltura luminosa que rodea y penetra el cuerpo físico. A menudo descrita como un campo energético, el aura refleja nuestro estado interno y actúa como un escudo protector frente a las energías externas. Las personas que han desarrollado una sensibilidad especial pueden percibir el aura en forma de colores, patrones o sensaciones. Los cambios en el aura suelen indicar desequilibrios energéticos que pueden manifestarse en forma de estrés, enfermedad o conflictos emocionales.

El aura no es uniforme, sino que se compone de varias capas que corresponden a diferentes aspectos de nuestra existencia. La más cercana al cuerpo físico, conocida como cuerpo etérico, está directamente vinculada a nuestra salud física. Más allá de esta capa se encuentran el cuerpo emocional, el mental y el espiritual, que representan niveles más sutiles de nuestra experiencia. Juntas, estas capas forman un sistema interconectado en el que los cambios en una afectan a las demás.

Otro componente clave de la anatomía energética son los nadis, que son canales a través de los cuales fluye la energía vital. Aunque se dice que hay miles de nadis en el cuerpo, tres de ellos son centrales: ida, píngala y sushumna.

El ida está asociado con la energía lunar y el lado izquierdo del cuerpo, y es el canal de las emociones, la intuición y el descanso.

• Píngala, vinculado a la energía solar y el lado derecho, está relacionado con la acción, el pensamiento lógico y la vitalidad.

• Sushumna es el canal central que conecta todos los chakras y permite el flujo ascendente de la energía kundalini, el potencial espiritual latente que yace en la base de la columna vertebral.

El equilibrio entre ida y píngala es crucial para que la energía fluya armoniosamente por sushumna. Cuando uno de estos canales domina al otro, podemos experimentar estados de desequilibrio, como agitación excesiva o letargo. Las prácticas como el yoga, la meditación y la respiración consciente ayudan a armonizar estos canales, promoviendo un flujo energético saludable.

En la anatomía energética también destacan los meridianos, un concepto ampliamente conocido en la medicina tradicional china. Estos canales transportan la energía vital, o chi, a través del cuerpo y la dirigen a los órganos y tejidos. Cada meridiano está asociado con un órgano específico y con emociones específicas. Por ejemplo, el meridiano del hígado está vinculado con la ira, mientras que el del pulmón está relacionado con la tristeza. Técnicas como la acupuntura y la digitopuntura trabajan directamente sobre los meridianos para liberar bloqueos y restaurar el equilibrio.

Los chakras, descritos en profundidad en el capítulo anterior, son nodos centrales en este sistema energético. Funcionan como puntos de distribución que reciben, transforman y transmiten energía. Cada chakra está interconectado con los nadis y los meridianos, creando un sistema unificado. La energía que fluye por los chakras influye en nuestras emociones, pensamientos y bienestar físico, y viceversa.

Otro aspecto importante de la anatomía energética es la energía kundalini, una fuerza espiritual representada como una serpiente enroscada en la base de la columna vertebral, en el chakra raíz. Según las tradiciones espirituales, cuando esta energía se despierta, asciende a través de los chakras, expandiendo la conciencia y permitiendo una conexión más profunda con el universo. Sin embargo, este proceso debe manejarse con cuidado, ya que un despertar prematuro o desequilibrado de la kundalini puede causar incomodidades físicas y emocionales.

El campo energético humano también interactúa constantemente con el entorno, absorbiendo y emitiendo energía. Esta interacción subraya la importancia de cuidar nuestra energía personal y protegernos de influencias externas negativas. La práctica del Reiki, entre otras técnicas, ayuda a fortalecer y purificar el campo energético, lo que asegura que la energía fluya libremente y que nuestra vitalidad se mantenga.

El entorno en el que vivimos también influye en nuestra anatomía energética. Espacios cargados de emociones negativas, desorden o falta de armonía pueden afectar a nuestro campo energético, causando sensación de agotamiento o desconexión. Por el contrario, los ambientes limpios, ordenados y con elementos naturales, como plantas y luz solar, favorecen un flujo energético saludable.

Además de cuidar nuestro entorno, existen prácticas específicas que favorecen la salud de nuestra anatomía energética. Entre ellas se incluyen:

• Limpieza energética: utilizar técnicas como el reiki, la meditación, los baños de sal o el uso de cristales para eliminar energías negativas acumuladas.

• Conexión a tierra: caminar descalzo sobre la tierra o practicar visualizaciones que nos conecten con las raíces de la naturaleza para fortalecer el chakra raíz.

• Protección energética: visualizar una burbuja de luz o un escudo protector alrededor de nuestro campo energético para bloquear influencias negativas.

Desarrollar la percepción de nuestra anatomía energética no es algo que ocurra de la noche a la mañana. Requiere práctica y atención consciente. Sin embargo, a medida que aprendemos a reconocer los patrones de energía en nuestro cuerpo y en nuestro entorno, ganamos una herramienta poderosa para mantener nuestro bienestar y avanzar por la vida con mayor claridad y propósito.

La anatomía energética es tanto un reflejo de nuestra realidad interna como una herramienta para transformarla. Al comprender y trabajar con este sistema invisible, descubrimos una conexión más profunda con nosotros mismos y con el universo. No somos solo cuerpos que se mueven en el espacio, sino sistemas complejos de energía en constante interacción con todo lo que nos rodea. Este entendimiento nos conduce hacia un estado de equilibrio, vitalidad y expansión espiritual.

Capítulo 7.
Iniciación en Reiki

La iniciación en Reiki es un momento transformador, un portal que conecta al practicante con la energía universal de manera consciente y profunda. Este proceso, conocido también como «sintonización» o «armonización», no solo abre los canales energéticos para permitir que la energía fluya con mayor intensidad, sino que también marca el inicio de un compromiso espiritual con la práctica del Reiki. En esta experiencia, el maestro de Reiki actúa como guía, facilitando el acceso a una dimensión de sanación y autodescubrimiento que transforma tanto al practicante como al mundo que lo rodea.

El proceso de iniciación en Reiki se basa en las enseñanzas de Mikao Usui. Usui no solo compartió técnicas para canalizar la energía universal, sino que también desarrolló un ritual específico para abrir los canales energéticos de los estudiantes. Esta sintonización permite que la energía Reiki fluya a través del practicante sin restricciones, conectándolo directamente con la fuente infinita de energía vital.

La iniciación en Reiki no es un procedimiento técnico, sino una experiencia profundamente espiritual. Durante el ritual, el maestro trabaja con símbolos sagrados y mantras específicos, transmitiendo la energía y alineando los chakras del estudiante. Este acto no solo desbloquea los canales energéticos, sino que también eleva la vibración del estudiante, preparándolo para la práctica del Reiki.

Existen tres niveles principales de iniciación en Reiki, cada uno de los cuales representa un paso hacia un entendimiento más profundo y una conexión más fuerte con la energía universal.

El primer nivel es Reiki I.

En este nivel inicial, el estudiante se introduce en los conceptos básicos del Reiki y aprende a utilizar la energía para sanar a nivel físico. La sintonización del primer nivel abre los canales energéticos, permitiendo que la energía fluya a través de las manos del practicante. Este es un momento de descubrimiento, en el que el estudiante comienza a sentir y experimentar la energía Reiki por primera vez. En este nivel, también se enseña a realizar autotratamientos y a aplicar Reiki a otras personas en un contexto básico.

El segundo nivel es Reiki II.

En este nivel se profundiza en la conexión del practicante con la energía universal y se amplía su capacidad para trabajar con Reiki. En este nivel se introducen símbolos sagrados que permiten enfocar y potenciar la energía. Una de las características más notables de Reiki II es la capacidad de enviar Reiki a distancia, superando las barreras del tiempo y el espacio. La sintonización de este nivel perfecciona los canales energéticos del practicante, lo que aumenta la intensidad y la precisión de la energía que fluye a través de ellos.

El tercer nivel es Reiki III o Maestría.

Reiki III es el pináculo del camino del Reiki, ya que el practicante se convierte en maestro. Este nivel no solo implica una conexión más profunda con la energía universal, sino también la responsabilidad de enseñar y transmitir Reiki a otros. Durante esta sintonización, el maestro comparte el símbolo maestro, que permite acceder a niveles superiores de conciencia y sanación. Convertirse en maestro de Reiki es un acto de servicio, una promesa de compartir esta práctica con el mundo para contribuir al bienestar colectivo.

El proceso de iniciación en cada nivel varía en función de la tradición y el linaje del maestro. Sin embargo, hay elementos comunes a todas ellas que hacen de cada sintonización un evento único y sagrado. Antes de la iniciación, tanto el maestro como el estudiante suelen realizar prácticas de purificación, como la meditación, el ayuno o la limpieza energética. Esto prepara el campo energético del estudiante para recibir la sintonización de manera óptima.

Durante la ceremonia, el estudiante puede experimentar una variedad de sensaciones, como calor, hormigueo, emociones intensas o una profunda calma. Estas experiencias son diferentes para cada persona, pero todas reflejan el movimiento de la energía y la apertura de los canales energéticos. Después de la sintonización, es habitual que el estudiante sienta una conexión más fuerte con la energía universal y que sea más sensible a las energías que lo rodean.

El periodo posterior a la iniciación, conocido como el periodo de integración, es un momento crucial. Durante este tiempo, que suele durar 21 días, el cuerpo energético del estudiante se adapta a los cambios producidos durante la sintonización. Este proceso puede implicar la liberación de emociones reprimidas, sueños vívidos o sensaciones físicas. Es un tiempo para la reflexión, la práctica del autotratamiento y la permisividad para que la energía Reiki fluya de manera natural.

La iniciación en Reiki no solo abre los canales energéticos, sino que también despierta una nueva forma de ver el mundo. Los practicantes suelen describir un sentido renovado de propósito, una mayor conexión con uno mismo y una mayor capacidad para afrontar los desafíos de la vida con calma y claridad. Este cambio no solo es energético, sino también de conciencia.

La relación entre el maestro y el estudiante es fundamental en este proceso. El maestro no solo transmite la energía y el conocimiento, sino que también actúa como mentor, guiando al estudiante en su camino de crecimiento personal y espiritual. Esta relación, basada en el respeto y la confianza, es una parte esencial del camino del Reiki.

Además, la iniciación en Reiki no es un evento aislado, sino el comienzo de un viaje continuo. A medida que el practicante profundiza en su práctica, descubre nuevas dimensiones de la energía y nuevas formas de aplicar el Reiki en su vida y en la de los demás. Se trata de un proceso de aprendizaje constante, en el que cada experiencia enriquece la comprensión del practicante.

En última instancia, la iniciación en Reiki es una invitación a reconectar con nuestra esencia más pura y a recordar que somos canales de una energía infinita y amorosa. Este proceso no solo transforma al practicante, sino también al mundo que lo rodea, ya que irradia la energía universal hacia cada rincón de la vida. Es un recordatorio de que la sanación comienza desde dentro y de que cada uno de nosotros tiene el poder de ser un agente de cambio y armonía.

Capítulo 8.
El rol del maestro

El maestro de Reiki es mucho más que un guía técnico; es un faro que ilumina el camino de quienes deciden adentrarse en el arte de la sanación energética. Su papel va más allá de la mera transmisión de conocimientos, ya que implica una profunda responsabilidad espiritual, un compromiso con el bienestar de sus estudiantes y un vínculo inquebrantable con la energía universal. A través de su ejemplo y enseñanza, el maestro de Reiki abre las puertas hacia una comprensión más amplia de la vida, el ser y el propósito.

El maestro de Reiki no se convierte en uno de la noche a la mañana. Este papel es el resultado de un proceso de aprendizaje, práctica y transformación personal. Antes de convertirse en maestro, un practicante atraviesa un proceso de conexión profunda con la energía Reiki, que integra en cada aspecto de su vida. La maestría no es un destino, sino un compromiso continuo con el desarrollo personal y el servicio a los demás.

Uno de los aspectos esenciales del papel del maestro es su capacidad para facilitar sintonizaciones. Este proceso, descrito en el capítulo anterior, es la forma en que un maestro transmite a sus estudiantes la conexión directa con la energía universal. A través de símbolos sagrados, mantras y rituales específicos, el maestro abre los canales energéticos de los practicantes, permitiéndoles convertirse en portavoces conscientes de la energía Reiki. Esta tarea requiere un profundo entendimiento y una intención pura, ya que el maestro actúa como un puente entre el estudiante y la energía universal.

Además de las sintonizaciones, el maestro también es responsable de enseñar los principios y técnicas del Reiki. Su enfoque no se limita a las habilidades prácticas, sino que también incluye los valores espirituales en los que se fundamenta la práctica, como la compasión, la gratitud y el respeto por la vida. Un buen maestro no solo instruye, sino que también inspira, y ayuda a los estudiantes a integrar el Reiki en su vida diaria.

El maestro de Reiki debe ser un ejemplo vivo de dichos principios. Esto no significa que sea perfecto, sino que se esfuerza por vivir en armonía con las enseñanzas que transmite. Su conducta, sus palabras y sus acciones reflejan la conexión con la energía universal, y su presencia puede tener un efecto calmante y sanador en quienes lo rodean. Esta autenticidad es fundamental para establecer una relación de confianza y respeto con sus estudiantes.

Otro aspecto importante del papel del maestro es su capacidad para acompañar a los estudiantes en su camino de crecimiento personal y espiritual. Cada practicante es único y su experiencia con el Reiki será diferente. El maestro debe ser sensible a las necesidades individuales de sus estudiantes, ofreciéndoles orientación y apoyo mientras estos navegan por los desafíos y descubrimientos de su práctica.

El maestro de reiki también debe fomentar la autosuficiencia de sus estudiantes. Aunque su guía es invaluable, el objetivo final es empoderar a los practicantes para que confíen en su propia conexión con la energía universal. Esto implica enseñar no solo técnicas, sino también herramientas para la introspección y el autoconocimiento, de modo que cada estudiante desarrolle su propio estilo y comprensión del Reiki.

La relación entre el maestro y el estudiante es un aspecto fundamental de la práctica del Reiki. Este vínculo no es jerárquico, sino de colaboración y respeto mutuo. El maestro aprende tanto como enseña y ambos crecen a través de la interacción. En este sentido, el Reiki refleja una filosofía de igualdad y reciprocidad, donde cada participante contribuye al flujo de energía y conocimiento.

La trayectoria del maestro de Reiki está llena de desafíos. Al asumir este rol, el maestro se convierte en un canal no solo para la energía universal, sino también para las emociones, las preguntas y los procesos de sanación de sus estudiantes. Esto requiere un alto grado de claridad energética y emocional, así como un compromiso con la práctica personal de autodescubrimiento y equilibrio.

El maestro debe ser consciente de sus propias limitaciones y estar dispuesto a buscar apoyo cuando lo necesite. No es infalible ni omnisciente, y reconocer esto no solo lo humaniza, sino que también fortalece su conexión con sus estudiantes. La humildad es una de las cualidades más importantes en un maestro de Reiki, ya que permite que la energía universal fluya libremente a través de él sin que el ego o las expectativas personales la distorsionen.

Además, el maestro de Reiki debe mantenerse en constante aprendizaje. Aunque haya alcanzado el nivel de maestría, el camino del Reiki es infinito y siempre hay nuevas dimensiones por explorar. Este compromiso con el aprendizaje continuo enriquece su práctica y beneficia a sus estudiantes, que se inspiran en su dedicación y apertura.

La enseñanza del Reiki no se limita a los rituales y las sesiones formales. Cada interacción es una oportunidad para compartir el Reiki, ya sea mediante palabras, acciones o simplemente estando presente. El maestro encarna el Reiki en su vida diaria, demostrando que esta práctica no se reduce a un conjunto de técnicas aisladas, sino que es una forma de ser que impregna todos los aspectos de la existencia.

Ser maestro de Reiki es un acto de servicio. Aunque el reconocimiento y el respeto pueden surgir como resultado de este papel, el verdadero maestro no busca estos beneficios externos. Su motivación proviene del deseo de contribuir al bienestar de los demás y de compartir el regalo del Reiki con el mundo. Este espíritu de servicio es lo que da sentido y propósito a su práctica.

En definitiva, el maestro de Reiki es un recordatorio viviente de que la sanación y el crecimiento son procesos continuos. Su presencia inspira a los estudiantes a confiar en su propio camino y a abrazar la energía universal con gratitud y humildad. Al hacerlo, el maestro no solo transforma la vida de sus estudiantes, sino también la suya propia, y contribuye a la expansión del Reiki como una fuerza de amor, equilibrio y armonía en el mundo.

Capítulo 9.
Preparación para la práctica

La preparación para la práctica del Reiki no es un mero formalismo, sino una ceremonia interna y externa que sintoniza al practicante con la energía universal. Este proceso establece un puente entre lo cotidiano y lo sagrado, creando un espacio propicio para la sanación y la conexión profunda. Aunque cada practicante puede desarrollar su propio ritual de preparación, existen elementos esenciales que garantizan una práctica más efectiva y significativa.

La primera fase del proceso es el cuidado del entorno físico. El lugar de práctica debe ser un refugio de calma y equilibrio. No es necesario que sea un espacio grandioso, pero sí que esté limpio, ordenado y libre de distracciones. La iluminación tenue, el uso de velas o lámparas de sal y la incorporación de elementos naturales, como plantas o cristales, pueden transformar el ambiente y crear un espacio acogedor. Los sonidos, como la música suave o el susurro de un cuenco tibetano, también contribuyen a crear una atmósfera que invita a la relajación profunda.

El segundo aspecto fundamental es la preparación del propio practicante. Antes de canalizar energía, es crucial que el practicante alcance un estado de equilibrio interno. Esto puede lograrse mediante prácticas como la meditación, la respiración consciente o un breve tratamiento de Reiki. Estas técnicas no solo ayudan a despejar la mente, sino que también centran la atención y alinean los chakras, lo que asegura que la energía fluya sin obstáculos.

La higiene energética es otro componente esencial de la preparación. Al igual que nos aseamos físicamente, también es importante limpiar nuestro campo energético. Esto puede realizarse visualizando una luz purificadora que envuelve el cuerpo, utilizando inciensos como el sándalo o la salvia o tomando un baño de sal antes de la sesión. Este sencillo gesto energético y simbólico garantiza que el practicante esté en sintonía con la energía universal y libre de cargas externas.

El estado mental y emocional del practicante también es relevante. Antes de iniciar una sesión, es importante reflexionar sobre la intención con la que se va a trabajar. Aunque el Reiki fluye por sí mismo y no requiere que el practicante lo dirija conscientemente, una intención clara puede fortalecer la conexión con la energía universal. Esta intención debe ser pura, centrada en el bienestar del receptor y libre de expectativas o deseos personales.

El uso de símbolos sagrados es otra herramienta eficaz para la preparación. En los niveles avanzados de Reiki, los símbolos aprendidos durante las sintonizaciones pueden dibujarse o visualizarse antes de la sesión para potenciar el flujo energético. Estos símbolos no solo protegen el espacio, sino que también actúan como llaves para acceder a niveles más profundos de sanación.

La preparación también incluye establecer una conexión con la persona que recibirá el Reiki. Antes de la sesión, es fundamental conversar con la persona que recibirá el reiki. Este diálogo no solo ayuda a comprender sus necesidades y expectativas, sino que también crea un ambiente de confianza mutua. Preguntar por el estado físico, emocional y espiritual del receptor permite al practicante adaptar la sesión a las necesidades específicas del momento.

Durante esta conversación inicial, es importante explicar en qué consiste el Reiki, especialmente si la persona es nueva en la práctica. Describir brevemente cómo fluye la energía y qué puede esperar durante la sesión (por ejemplo, sensaciones de calor, frío o relajación) ayuda a reducir la ansiedad o el escepticismo y permite que la persona se abra más a la experiencia.

Un aspecto crucial en la preparación es que el practicante se proteja energéticamente. Aunque el Reiki es una energía pura y amorosa, trabajar con campos energéticos puede exponer al practicante a las cargas emocionales o energéticas del receptor. Visualizar un escudo de luz alrededor del cuerpo o invocar la protección de guías espirituales o energías superiores ayuda a mantener la integridad energética durante la sesión.

El uso de herramientas auxiliares también puede enriquecer la preparación. Los cristales, los aceites esenciales y los sonidos tienen propiedades que complementan el Reiki. Por ejemplo, un cristal de cuarzo claro puede amplificar la energía, mientras que un aceite esencial como la lavanda puede inducir una sensación de calma. No obstante, el uso de estas herramientas es opcional y no sustituye la conexión directa del practicante con la energía universal.

La postura física del practicante durante la sesión también es un aspecto importante de la preparación. Adoptar una postura cómoda y estable permite que la energía fluya sin interrupciones. Si el practicante trabaja de pie, es fundamental asegurarse de que el peso esté distribuido uniformemente y de que los pies estén firmemente plantados en el suelo, lo que simboliza la conexión con la tierra.

La preparación para la práctica también incluye un elemento de gratitud. Tomarse un momento para agradecer a la energía universal, a los guías espirituales y al receptor la oportunidad de participar en el acto de sanación refuerza la intención positiva y eleva la vibración del espacio. Este sencillo gesto, pero poderoso, recuerda al practicante que el Reiki no solo es una técnica, sino también una experiencia espiritual.

Finalmente, la preparación no termina con el inicio de la sesión. Durante el proceso, es fundamental que el practicante mantenga una actitud de presencia y apertura. Observar las sensaciones, emociones e intuiciones que surgen sin juzgar ni intervenir permite que la energía fluya de manera natural y efectiva.

En conclusión, la preparación para la práctica del Reiki es un acto de respeto hacia el receptor, hacia el propio practicante y hacia la energía universal. Aunque este ritual puede parecer detallado, con el tiempo se convierte en una segunda naturaleza, enriqueciendo cada sesión y fortaleciendo la conexión con el Reiki. Al dedicar tiempo y atención a esta preparación, el practicante crea las condiciones ideales para que la sanación ocurra en todos los niveles, recordando que cada sesión es una oportunidad para honrar la energía que nos conecta a todos y que fluye eternamente.

Capítulo 10.
Conexión con la energía universal

El Reiki no es solo una técnica de sanación, sino también un camino hacia la comprensión y la integración con la energía universal, esa fuerza omnipresente que fluye a través de todo lo existente. Conectarse con esta energía es una experiencia que trasciende lo físico, abriendo una puerta hacia una dimensión espiritual donde el tiempo, el espacio y la separación pierden su importancia. Este vínculo profundo es el corazón de la práctica del Reiki y el punto de partida para cualquier sesión de sanación energética.

La energía universal, conocida en diferentes tradiciones como prana, chi o ki, es infinita y siempre está disponible. No se crea ni se genera, simplemente se accede a ella. A través del Reiki, el practicante se convierte en un canal por el que esta energía fluye, transmitiendo equilibrio, armonía y sanación. La conexión con la energía universal no se logra mediante un esfuerzo físico, sino a través de la intención, la atención y la apertura espiritual.

Para establecer esta conexión, el primer paso es la intención consciente. Antes de iniciar cualquier sesión de reiki, el practicante debe tener una intención clara de conectar con la energía universal y permitir que fluya libremente a través de él hacia el receptor. Esta intención actúa como un puente que sintoniza al practicante con la vibración de dicha energía. No se trata de forzar la conexión, sino de permitir que ocurra de manera natural y sin resistencia.

La meditación es una herramienta muy eficaz para profundizar en esta conexión. A través de la meditación, el practicante puede aquietar la mente, eliminar distracciones y centrarse en el momento presente. Una forma efectiva de fortalecer la conexión con la energía universal es visualizar una luz brillante que desciende desde el cosmos y fluye hacia el cuerpo. Esta visualización no solo refuerza la sensación de unidad con el universo, sino que también purifica y alinea los canales energéticos del practicante.

La respiración consciente también es fundamental. Respirar profundamente, con lentitud y de manera rítmica, ayuda a calmar la mente y a centrar la energía. A medida que la respiración se vuelve más consciente, el practicante puede imaginarse que absorbe la energía universal con cada inhalación y libera cualquier bloqueo o tensión con cada exhalación. Esta práctica no solo aumenta la sensibilidad a la energía, sino que también eleva la vibración del practicante.

Un aspecto central de la conexión con la energía universal es la confianza en el proceso. La energía universal tiene su propia inteligencia y siempre fluye hacia donde más se necesita. El practicante no necesita controlarla ni dirigirla; su tarea es simplemente permitir que fluya. Este acto de entrega requiere fe en la bondad inherente de la energía universal y en su capacidad para curar en todos los niveles.

El uso de símbolos sagrados en los niveles avanzados de reiki también puede fortalecer la conexión. Estos símbolos, enseñados durante las sintonizaciones, actúan como llaves que abren puertas hacia dimensiones más profundas de la energía. Dibujarlos, visualizarlos o pronunciarlos en silencio antes de una sesión eleva la frecuencia vibratoria y enfoca la intención del practicante.

La conexión con la energía universal no es algo aislado, sino una relación continua que se profundiza con el tiempo y la práctica. Muchos practicantes descubren que, a medida que profundizan en el Reiki, esta conexión se vuelve más natural y fluida. Las sensaciones de calor, hormigueo o flujo energético que acompañan a esta conexión se convierten en una confirmación tangible de su presencia.

Uno de los mayores beneficios de conectar con la energía universal es la transformación interna que experimenta el practicante. Al canalizar esta energía pura y amorosa, no solo se facilita la sanación de los demás, sino también la propia. La conexión constante con la energía universal eleva la vibración personal del practicante, lo que promueve claridad mental, paz interior y una mayor sensibilidad hacia las necesidades del entorno.

Aunque la conexión con la energía universal es natural, también puede fortalecerse a través de prácticas regulares. Pasar tiempo en la naturaleza, rodeado de elementos como el agua, los árboles o la luz del sol, puede intensificar esta conexión. La naturaleza es un reflejo de la energía universal en su estado más puro y, al sintonizarnos con ella, recordamos nuestra propia conexión con el cosmos.

La gratitud es otro aspecto fundamental para fortalecer esta conexión. Agradecer conscientemente por la oportunidad de trabajar con esta energía crea un lazo más profundo y refuerza la vibración positiva que rodea la práctica. La gratitud no solo eleva al practicante, sino que también amplifica el flujo de energía, creando un círculo virtuoso de sanación y bienestar.

Es importante tener en cuenta que la conexión con la energía universal no es exclusiva de los practicantes de reiki. Todos los seres humanos tenemos la capacidad de acceder a esta energía, ya que forma parte de nuestra naturaleza. El Reiki simplemente ofrece un camino estructurado y consciente para desarrollar esta conexión, haciendo que fluya con mayor facilidad y efectividad.

En última instancia, conectarse con la energía universal es un acto de reconocimiento y unión. Es un reconocimiento de que no estamos separados del universo, sino que somos parte de él, y una unión con la fuente infinita de amor, sabiduría y sanación que nos sostiene a todos. Este vínculo transforma no solo nuestra práctica de Reiki, sino también nuestra forma de ver la vida, y nos recuerda que estamos profundamente conectados con todo lo que nos rodea.

La conexión con la energía universal es la esencia misma del Reiki. Es un recordatorio constante de que somos canales de una fuerza que trasciende nuestras limitaciones humanas y nos invita a vivir en armonía con el flujo eterno de la vida. Al nutrir esta conexión, no solo nos transformamos a nosotros mismos, sino que también contribuimos a la sanación y la armonía del mundo entero.

Capítulo 11.
Técnicas básicas de reiki

El Reiki, aunque profundamente espiritual, es también una práctica concreta que se manifiesta a través de técnicas precisas diseñadas para canalizar la energía universal de manera efectiva. Estas técnicas básicas constituyen el pilar de la práctica y son accesibles para principiantes y practicantes avanzados. Gracias a ellas, el practicante se convierte en un canal consciente de dicha energía, creando un espacio para la sanación y el equilibrio energético.

Una de las características más notables del Reiki es su simplicidad. No se requieren herramientas complicadas ni entornos específicos; las manos del practicante son el instrumento principal. Este enfoque directo y minimalista hace que el Reiki sea accesible para cualquiera que haya recibido la sintonización adecuada.

La posición de las manos es una de las bases fundamentales de la práctica del Reiki. Estas posiciones están diseñadas para cubrir los principales centros energéticos del cuerpo, conocidos como chakras, y otras áreas que pueden necesitar atención. Aunque las posiciones pueden variar ligeramente dependiendo de la tradición o linaje, la intención siempre es la misma: permitir que la energía fluya hacia donde es más necesaria.

La técnica del autotratamiento, que se explorará en detalle en el próximo capítulo, también comienza con estas posiciones de las manos. Al aplicarse Reiki a uno mismo, el practicante no solo trabaja en su propio equilibrio energético, sino que también refuerza su conexión con la energía universal.

Para trabajar con otras personas, las posiciones de las manos suelen dividirse en tres áreas principales: la cabeza, el torso y los pies. Comenzar por la cabeza tiene un propósito específico, ya que esta área contiene centros energéticos esenciales como el chakra corona y el tercer ojo, que son responsables de la conexión espiritual y la intuición. Al colocar las manos suavemente sobre la frente o la parte superior de la cabeza, el practicante facilita la entrada de energía en el cuerpo energético del receptor.

El torso, que alberga los chakras del corazón, el plexo solar y el sacro, es otra área clave. Las manos se colocan sobre el pecho, el abdomen y otras áreas cercanas para permitir que la energía fluya hacia las emociones y el poder personal del receptor. Esta técnica ayuda a liberar tensiones emocionales y a restaurar el equilibrio emocional y la autoexpresión.

Los pies, aunque a menudo se subestiman, son fundamentales para la práctica del Reiki. Estas posiciones ayudan a conectar al receptor con la tierra, lo que promueve una sensación de estabilidad y arraigo. También facilitan la eliminación de energías residuales o bloqueadas que pueden haberse liberado durante la sesión.

La clave para ejecutar estas técnicas no radica en la perfección técnica, sino en la intención clara y el enfoque consciente. Un practicante de Reiki no «hace» que la energía fluya, simplemente permite que la energía universal pase a través de él. Para que esta transferencia ocurra de manera fluida, tanto el practicante como el receptor deben estar relajados.

Además de las posiciones de las manos, la respiración consciente es una herramienta muy poderosa en el Reiki. Durante una sesión, el practicante puede sincronizar su respiración con el flujo de energía, utilizando la inhalación para «recargar» su conexión con la energía universal y la exhalación para transmitirla al receptor. Aunque esta técnica es simple, aumenta la concentración y refuerza el flujo energético.

Otro elemento importante en las técnicas básicas es la imposición de manos a distancia, cerca o sin contacto directo. En algunos casos, el receptor puede preferir que el practicante no toque físicamente ciertas zonas. Esto no disminuye la efectividad del Reiki, ya que la energía fluye sin limitaciones físicas. El practicante simplemente coloca sus manos a pocos centímetros del cuerpo del receptor y permite que la energía viaje hacia donde es necesaria.

La escucha intuitiva es una habilidad que se desarrolla con la práctica y que complementa las técnicas básicas de reiki. Aunque las posiciones de las manos proporcionan un marco estructurado, cada sesión es única y la intuición del practicante juega un papel crucial para identificar áreas que requieren atención especial. Esto no implica hacer un diagnóstico, sino ser sensible a las necesidades energéticas del receptor.

Para quienes desean profundizar en las técnicas básicas, la práctica constante es fundamental. La repetición no solo mejora la confianza en el uso de las manos y la percepción de la energía, sino que también fortalece la conexión con la energía universal. Con el tiempo, muchos practicantes descubren que las sesiones fluyen de manera más natural y las posiciones de las manos se convierten en un lenguaje energético propio.

La duración de una sesión de reiki puede variar en función de las necesidades del receptor y de las preferencias del practicante. Una sesión completa suele durar entre 30 y 60 minutos, pero incluso unos pocos minutos de reiki pueden tener un impacto significativo en el equilibrio energético. Es fundamental que el practicante esté atento a las señales del receptor y permita que la sesión se desarrolle de manera orgánica.

Finalmente, el cierre de la sesión es tan importante como el inicio. Al finalizar, el practicante puede «sellar» la energía en el receptor visualizando una luz protectora alrededor de su campo energético. También es común expresar gratitud por la oportunidad de canalizar Reiki, tanto hacia el receptor como hacia la energía universal.

Las técnicas básicas de Reiki son el punto de partida para un viaje profundo y transformador. Aunque simples en apariencia, contienen el poder de conectar al practicante y al receptor con una fuente infinita de amor y sanación. Con práctica, paciencia y apertura, estas técnicas se convierten en una herramienta poderosa para alcanzar el equilibrio y la armonía en todos los aspectos de la vida.

Capítulo 12.
Autotratamiento

El autotratamiento es una de las prácticas más poderosas y transformadoras del Reiki. Este método no solo permite al practicante experimentar los beneficios de la energía universal, sino que también fortalece su conexión con ella. Gracias al autotratamiento, el practicante cuida su equilibrio energético, refuerza su bienestar físico y emocional y profundiza en su autoconocimiento. Es un acto de amor propio que nos recuerda que, para ofrecer sanación a los demás, primero debemos cuidarnos a nosotros mismos.

El autotratamiento es accesible para cualquier practicante de Reiki, independientemente de su nivel de experiencia. Aunque su ejecución es simple, sus efectos pueden ser profundamente transformadores. La práctica regular no solo ayuda a mantener el flujo energético limpio y equilibrado, sino que también aumenta la sensibilidad hacia las necesidades internas, lo que promueve un estado constante de armonía y vitalidad.

La preparación para un autotratamiento sigue los principios básicos de esta práctica. Antes de comenzar, es importante elegir un lugar tranquilo y libre de interrupciones. Un espacio limpio, acogedor y energéticamente positivo crea el ambiente adecuado para la sesión. Encender una vela, utilizar un incienso suave o poner música relajante puede ayudar a crear un ambiente de calma y concentración.

La respiración consciente es fundamental para iniciar el autotratamiento. Tomarse unos minutos para realizar inhalaciones profundas y exhalaciones lentas ayuda a centrar la mente y a liberar tensiones acumuladas. Durante este tiempo, el practicante puede visualizar una luz brillante que desciende desde lo alto y lo llena de energía y lo purifica. Esta visualización no solo facilita la conexión con la energía universal, sino que también establece la intención de la sesión.

El autotratamiento comienza con la colocación de las manos en posiciones específicas del cuerpo para cubrir los principales centros energéticos y áreas clave. Aunque hay posiciones estándar que se enseñan en los cursos de reiki, el practicante puede adaptarlas a sus necesidades. La intuición juega un papel importante en este proceso, guiando las manos hacia las zonas que requieren más atención.

El primer enfoque del autotratamiento suele ser la cabeza. Colocar las manos sobre la coronilla, la frente o las sienes ayuda a conectar con los chakras superiores, como el chakra corona y el tercer ojo. Estas áreas están relacionadas con la conexión espiritual, la claridad mental y la intuición. Trabajarlas al inicio de la sesión crea un puente entre el cuerpo físico y los niveles más sutiles de energía.

A continuación, el practicante puede mover las manos hacia el cuello y los hombros. Estas zonas suelen acumular tensión debido al estrés diario, por lo que el autotratamiento en ellas ayuda a liberar bloqueos energéticos relacionados con la comunicación y la autoexpresión, que están regidos por el chakra de la garganta.

Las siguientes zonas clave son el pecho y el abdomen. Colocar las manos sobre el corazón y el plexo solar permite trabajar con los chakras que gobiernan las emociones, la autoestima y la fuerza de voluntad. Esta parte del autotratamiento suele generar una sensación de alivio emocional y de renovación interna.

El autotratamiento también incluye trabajar en otras áreas como las caderas, las piernas y los pies. Estas zonas están asociadas con la estabilidad, la conexión con la tierra y el movimiento. Al dedicar tiempo a estas áreas, el practicante refuerza su vínculo con la tierra y promueve una sensación de equilibrio y estabilidad.

La duración de cada posición varía según las necesidades del momento. Algunos practicantes dedican cinco minutos a cada área, mientras que otros dejan que la intuición determine el tiempo necesario. No hay una regla estricta, lo importante es permitir que la energía fluya sin restricciones.

El autotratamiento no solo aborda el bienestar físico, sino que también tiene un impacto significativo en el estado emocional y mental. Muchas personas encuentran que esta práctica les ayuda a manejar el estrés, la ansiedad y la fatiga emocional. Al liberar bloqueos energéticos y restaurar el equilibrio, el autotratamiento promueve una sensación de paz y claridad que puede durar todo el día.

Además de su efecto inmediato, el autotratamiento regular tiene beneficios acumulativos. Con el tiempo, los practicantes suelen notar un aumento de su sensibilidad energética, una mayor conexión con su intuición y una disposición más equilibrada frente a los desafíos de la vida. Esta práctica también fortalece la capacidad del practicante para canalizar Reiki hacia otros, ya que un campo energético limpio y bien cuidado es un canal más eficiente para la energía universal.

La constancia es fundamental para aprovechar al máximo los beneficios del autotratamiento. Muchos practicantes incorporan esta práctica a su rutina diaria, ya sea al comenzar el día para establecer un tono positivo o al finalizarlo como forma de liberar tensiones y prepararse para dormir. Incluso sesiones breves, de 10 a 15 minutos, pueden tener un impacto significativo cuando se realizan con regularidad.

El autotratamiento también brinda la oportunidad de descubrirse a uno mismo. A medida que el practicante trabaja en diferentes áreas del cuerpo, puede volverse más consciente de patrones emocionales, tensiones físicas o pensamientos recurrentes que necesitan atención. Este proceso de autoconocimiento fomenta una relación más profunda y amorosa con uno mismo.

Al finalizar el autotratamiento, es importante cerrar la sesión con gratitud. Agradecer a la energía universal, a uno mismo y al momento presente refuerza la vibración positiva generada durante la práctica. Visualizar una luz envolvente que sella la energía trabajada crea una sensación de protección y plenitud.

    El autotratamiento en Reiki no solo es una herramienta para el bienestar personal, sino también una práctica que nos recuerda la importancia del autocuidado en el proceso de sanación. Al nutrir nuestra propia energía, no solo nos fortalecemos, sino que también nos preparamos para ser una fuente más efectiva de sanación y apoyo para los demás. Este acto de autocuidado nos conecta con la esencia misma del Reiki: la armonía, el equilibrio y el amor incondicional.

Capítulo 13.
Tratamiento a otras personas

La práctica del Reiki va más allá del autocuidado cuando el practicante extiende la energía universal hacia otras personas. Este acto de sanación se convierte en un puente entre dos energías individuales que se conectan a través de la fuente universal, en un proceso que beneficia tanto al receptor como al practicante. Aplicar Reiki a otras personas requiere no solo habilidad técnica, sino también una gran sensibilidad, respeto y una intención clara y amorosa.

El primer paso en el tratamiento a otras personas es la preparación adecuada, tanto del practicante como del entorno. Como se exploró anteriormente, el espacio debe ser tranquilo, limpio y acogedor, y estar diseñado para fomentar la relajación y la apertura energética del receptor. Elementos como música suave, velas o cristales pueden complementar la atmósfera, pero no son imprescindibles.

Antes de comenzar, el practicante debe tomarse unos momentos para centrar su mente y conectar con la energía universal. Para ello, puede utilizar técnicas como la meditación, la respiración consciente o una breve visualización. Este momento de preparación garantiza que el practicante esté equilibrado y preparado para actuar como un canal limpio y eficaz de la energía universal.

La comunicación con el receptor es crucial antes de iniciar la sesión. Es importante explicar en qué consiste el Reiki, especialmente si el receptor es nuevo en esta práctica. Esto no solo reduce las dudas y los temores, sino que también establece una relación de confianza mutua. Es fundamental que el receptor comprenda que el Reiki es un proceso natural y no invasivo, que puede incluir o no contacto físico, dependiendo de sus preferencias.

Una vez que el receptor está cómodo y relajado, generalmente acostado en una camilla o en una posición que le permita descansar, el practicante inicia la sesión. Las posiciones de las manos, un pilar fundamental de la práctica, constituyen la estructura que guía el flujo de energía hacia las áreas del cuerpo que más lo necesitan. Estas posiciones cubren los principales chakras y otras zonas clave del cuerpo físico, ayudando a liberar bloqueos energéticos y a restaurar el equilibrio.

La sesión suele comenzar en la cabeza, donde se encuentran el chakra corona y el tercer ojo. Estas áreas son particularmente receptivas a la energía universal y ayudan a establecer una conexión profunda al inicio del tratamiento. Las manos se colocan suavemente sobre la frente, las sienes o la coronilla, dependiendo de las necesidades del receptor y de las preferencias del practicante.

Desde la cabeza, el practicante mueve las manos hacia el pecho y el abdomen, trabajando los chakras del corazón, el plexo solar y el sacro. Estas posiciones son fundamentales para abordar aspectos emocionales y relacionados con la autoestima, el poder personal y las relaciones interpersonales.

A medida que avanza la sesión, el practicante trabaja en los brazos, las piernas y los pies del receptor. Estas zonas, a menudo cargadas de tensiones relacionadas con el movimiento y el arraigo, son importantes para promover la estabilidad y la conexión con la tierra. Las manos pueden colocarse directamente sobre estas áreas o mantenerse a unos centímetros de distancia, según las preferencias del receptor y la sensibilidad del practicante.

Durante la sesión, es fundamental que el practicante mantenga una actitud de presencia plena. Esto implica estar completamente atento al momento, observando cualquier sensación, intuición o cambio energético que pueda surgir. Aunque el Reiki fluye de manera automática hacia donde es más necesario, la sensibilidad del practicante puede revelar áreas que necesitan atención adicional.

También es importante la comunicación no verbal con el receptor. Aunque el practicante no interpreta ni diagnostica, puede percibir señales sutiles a través de la respiración, el movimiento corporal o las expresiones faciales del receptor. Estas señales pueden guiar la sesión y adaptarla a las necesidades del momento.

Uno de los aspectos únicos del Reiki es que no siempre es necesario el contacto físico directo. Si el receptor prefiere que las manos del practicante no le toquen, la energía puede transmitirse a corta distancia con las manos posicionadas unos centímetros por encima de la piel. Este enfoque no reduce la efectividad del Reiki, ya que la energía universal fluye sin limitaciones físicas.

La duración habitual de una sesión de Reiki para otros oscila entre 30 minutos y una hora, aunque esto puede variar según las necesidades y preferencias del receptor. Es fundamental que el practicante confíe en su intuición y en las señales energéticas para determinar cuándo concluir la sesión.

Al finalizar, es recomendable «sellar» el trabajo realizado. Esto puede incluir visualizaciones en las que se envuelve al receptor en una luz protectora, creando un escudo energético que conserve los beneficios de la sesión. También es un momento para expresar gratitud hacia la energía universal y hacia la persona que ha recibido la sesión por la oportunidad de participar en este intercambio.

Tras la sesión, es habitual que el receptor experimente una sensación de relajación profunda y claridad mental, e incluso que afloren emociones. El practicante debe estar disponible para escuchar si el receptor desea compartir su experiencia, pero sin emitir juicios ni interpretaciones. El Reiki actúa en niveles que a menudo van más allá de nuestra comprensión consciente y cada sesión es única.

Es importante destacar que, aunque el Reiki tiene un efecto sanador, no debe reemplazar la atención médica profesional. Su propósito es complementar otras formas de cuidado, trabajando en los niveles energético, emocional y espiritual del receptor.

El tratamiento a otras personas también beneficia al practicante. Al canalizar la energía universal, el practicante se nutre indirectamente de ella, fortaleciendo así su propio equilibrio energético. Sin embargo, es esencial realizar prácticas de protección y limpieza energética después de cada sesión para evitar la absorción de energías ajenas.

En última instancia, ofrecer Reiki a otros es un acto de servicio y amor. A través de esta práctica, el practicante no solo ayuda a restaurar el equilibrio y la armonía del receptor, sino que también contribuye a elevar la vibración del entorno y del mundo. Este acto de dar y recibir es un reflejo del flujo infinito de la energía universal, que nos recuerda que todos estamos profundamente conectados y formamos parte de algo más grande.

Capítulo 14.
Reiki en niños

La práctica de Reiki en niños es un acto de profunda ternura y respeto, adaptado a la sensibilidad y pureza de la energía infantil. Los niños, debido a su naturaleza abierta y su conexión innata con el flujo de la vida, son receptores especialmente receptivos al Reiki. Esta práctica puede ofrecerles múltiples beneficios, desde calmar emociones intensas hasta fomentar un estado de equilibrio y bienestar que les acompañe en su crecimiento.

A diferencia de los adultos, los niños tienden a tener menos bloqueos energéticos acumulados. Su energía fluye con mayor libertad y su capacidad de conexión con lo sutil suele ser más natural. Sin embargo, la vida moderna, con sus ritmos acelerados y presiones sociales, puede generar tensiones que afecten a su equilibrio energético. Ahí es donde el Reiki se convierte en una herramienta valiosa, ya que ayuda a restaurar la armonía en el cuerpo, la mente y el espíritu del niño.

Antes de aplicar Reiki a un niño, es fundamental obtener su consentimiento y asegurarse de que está preparado emocionalmente. Aunque los niños son intuitivamente abiertos a las energías, es fundamental explicarles de manera sencilla y adecuada a su edad en qué consiste el Reiki. Esto se puede hacer mediante una historia o una comparación que les ayude a entender que es un proceso amoroso y no invasivo, como recibir un cálido abrazo de energía.

También es esencial obtener el consentimiento de los padres o tutores legales. En muchas culturas y contextos legales, esta autorización es necesaria antes de ofrecer cualquier tipo de práctica energética a un menor. Además, la participación de los padres puede enriquecer la experiencia, ya que proporcionan un entorno de confianza y seguridad para el niño.

El entorno de una sesión de Reiki con niños debe ser especialmente acogedor. Los elementos que evocan alegría y calma, como colores suaves, música tranquila o juguetes favoritos, pueden ayudar al niño a sentirse cómodo. También es importante adaptar la duración de la sesión a la capacidad de atención y paciencia del niño, que suele ser menor que la de un adulto. Conviene que la sesión tenga una duración de entre 15 y 30 minutos.

Durante la sesión, el practicante puede optar por posturas de manos más sencillas y directas. Los chakras principales, como el del corazón, el plexo solar y el tercer ojo, suelen ser áreas clave en los niños. Estas posiciones pueden ayudar a calmar emociones intensas, aliviar miedos y estimular la creatividad y la confianza en uno mismo.

La interacción no verbal es fundamental en la práctica del Reiki con niños. Los niños suelen comunicarse más a través de gestos, expresiones y sensaciones que con palabras. Estar atento a estas señales puede proporcionar al practicante información valiosa sobre cómo adaptar la sesión para que resulte más efectiva y reconfortante.

Un aspecto único del Reiki en niños es la posibilidad de trabajar con juego y creatividad. Incorporar elementos lúdicos, como pedirles que imaginen colores o luces mientras reciben Reiki, puede enriquecer su experiencia. Por ejemplo, se les puede invitar a visualizar una luz cálida que los inunda o imaginar que están rodeados de un bosque mágico que los protege y nutre.

El Reiki no solo beneficia a los niños físicamente, sino que también tiene un impacto positivo en su bienestar emocional y mental. Ayuda a reducir el estrés y la ansiedad, a gestionar emociones como la ira o la tristeza y a mejorar la concentración y el sueño. Muchos padres informan de que los niños que reciben Reiki con regularidad muestran una mayor calma y resiliencia ante los desafíos cotidianos.

Además de las sesiones ofrecidas por un practicante, el Reiki también puede enseñarse a niños, dependiendo de su edad y nivel de madurez. Los niños más mayores pueden aprender a canalizar la energía universal hacia sí mismos y hacia su entorno. Esta habilidad no solo les proporciona una herramienta para su bienestar, sino que también fomenta su responsabilidad y empoderamiento personal.

La práctica del Reiki en niños debe ser siempre flexible y adaptada a las necesidades individuales. Cada niño es único y lo que funciona para uno puede que no sirva para otro. Escuchar al niño, tanto de manera verbal como a través de la intuición, es fundamental para que la experiencia sea significativa y positiva.

Otro aspecto importante es la interacción con los padres o cuidadores. El Reiki puede ser una herramienta que involucre a toda la familia, fomentando un ambiente de amor, comprensión y apoyo mutuo. En algunos casos, los padres que reciben Reiki junto con sus hijos afirman que esto fortalece los vínculos familiares y fomenta la armonía en el hogar.

El Reiki también puede ser una fuente de apoyo durante momentos de transición en la vida de un niño, como el inicio de la escuela, un cambio de residencia o la llegada de un nuevo miembro a la familia. Aunque son situaciones naturales, pueden ser emocionalmente desafiantes para los niños, y el Reiki les ofrece un espacio seguro para procesar sus emociones y adaptarse al cambio.

Al final de una sesión de reiki, es importante que el niño tenga tiempo para expresar lo que ha sentido, si así lo desea. Esto puede hacerse de manera verbal o a través de actividades creativas, como dibujar o jugar. Estas expresiones no solo ayudan al niño a integrar la experiencia, sino que también proporcionan al practicante una valiosa información.

En resumen, el Reiki en niños es una práctica que combina amor, sensibilidad y creatividad para apoyar su desarrollo integral. Desde aliviar tensiones hasta nutrir su conexión espiritual, el Reiki les ofrece un recurso valioso para crecer en equilibrio y armonía. Al compartir la energía universal con los más pequeños, no solo beneficiamos a los niños, sino que también enriquecemos profundamente la práctica del Reiki, recordándonos la pureza y simplicidad de la sanación a través del amor y la conexión universal.

Capítulo 15.
Reiki en animales

Los animales, con su conexión instintiva con la energía de la vida, son receptores excepcionales del Reiki. A diferencia de los humanos, no cuestionan ni analizan esta energía, sino que la aceptan y fluyen con ella de manera natural. Esta apertura hace que la práctica del Reiki en animales sea una experiencia profundamente enriquecedora para todos los implicados.

El Reiki en animales puede ofrecer beneficios significativos en una variedad de contextos. Desde aliviar el estrés y el dolor físico hasta promover la recuperación tras una enfermedad o lesión, esta práctica es una herramienta muy eficaz para apoyar su bienestar integral. Además, es una forma de fortalecer el vínculo entre los humanos y los animales, basado en la confianza, el respeto y el amor incondicional.

Antes de iniciar una sesión de reiki con un animal, es importante observar su estado emocional y físico. Cada animal tiene una personalidad única y reaccionará de manera diferente al Reiki. Algunos se acercarán al practicante con curiosidad, mientras que otros pueden mostrarse cautelosos al principio. Respetar su espacio y su tiempo es fundamental para crear un ambiente de confianza y receptividad.

El primer paso en una sesión de reiki con animales es la preparación del practicante. Al igual que en cualquier sesión, es esencial que el practicante esté centrado y conectado con la energía universal. Esto puede lograrse a través de técnicas de respiración, meditación o visualización. Estar presente y libre de expectativas garantiza que el Reiki fluya de manera pura y efectiva.

El entorno también es importante. Un espacio tranquilo y seguro permite que el animal se sienta cómodo. Si es posible, se debe elegir un lugar familiar para el animal, como su hogar o un área al aire libre donde pueda relajarse. Sin embargo, en situaciones como refugios o clínicas veterinarias, donde el ambiente puede ser más estresante, el Reiki puede ayudar a crear una sensación de calma incluso en circunstancias desafiantes.

Una de las diferencias clave entre el Reiki en humanos y en animales es el enfoque no invasivo que se debe adoptar con los animales. A menudo, los animales no están acostumbrados al contacto físico prolongado, sobre todo si están heridos o nerviosos. En estos casos, el practicante puede trabajar a distancia o simplemente sentarse cerca para permitir que la energía fluya hacia el animal sin necesidad de tocarlo.

La intuición y la sensibilidad son herramientas esenciales en el Reiki para animales. El practicante debe estar atento a las señales del animal, como su postura, respiración o movimientos. Estas señales pueden indicar si el animal está receptivo o si necesita más tiempo para adaptarse a la energía. Por ejemplo, un animal que se aleja puede necesitar espacio antes de abrirse completamente al Reiki, mientras que uno que se acerca y se queda quieto está mostrando aceptación.

Las posiciones de las manos en reiki para animales son más flexibles que en el caso de los humanos. En lugar de seguir un conjunto fijo de posiciones, el practicante deja que la intuición le guíe en el proceso, enfocándose en las áreas que parecen necesitar más atención. Por ejemplo, un animal con una herida o dolor en una extremidad puede beneficiarse de que el practicante coloque sus manos cerca de esa zona, mientras que un animal ansioso puede responder mejor al trabajo energético alrededor de su cabeza o pecho.

El tiempo de la sesión también varía en función del animal. Algunos animales pueden disfrutar de sesiones más largas, de 20 a 30 minutos, mientras que otros pueden preferir interacciones más cortas. Es importante prestar atención a las señales del animal y permitir que la sesión termine cuando él lo decida. Forzar una sesión más larga de lo que el animal desea puede generar incomodidad y reducir su receptividad.

El Reiki para animales no solo se aplica a mascotas como perros y gatos. También se puede aplicar a caballos, aves, peces y animales de granja, entre otros. Cada especie tiene sus propias necesidades y comportamientos, por lo que el practicante debe estar dispuesto a adaptar su enfoque según el animal con el que esté trabajando. Por ejemplo, los caballos, que son animales grandes y sensibles, pueden requerir un enfoque más a distancia, mientras que los gatos, que son a menudo curiosos, pueden acercarse al practicante por iniciativa propia.

Además de su aplicación en el hogar, el Reiki puede ser de gran ayuda en situaciones más complejas. En refugios de animales, donde muchos animales sufren estrés y traumas, el Reiki puede proporcionar un alivio significativo y ayudarles a encontrar paz en medio de circunstancias difíciles. Asimismo, en casos de animales gravemente enfermos o en proceso de transición, el Reiki puede ofrecer consuelo y un sentido de calma tanto al animal como a sus cuidadores.

El Reiki también tiene un impacto positivo en la relación entre las personas y sus animales. Al compartir esta energía, los cuidadores pueden profundizar en su conexión con sus compañeros animales y crear un vínculo basado en la empatía y el entendimiento mutuo. Muchos cuidadores informan de que los animales parecen más tranquilos, felices y conectados después de recibir Reiki.

Aunque el Reiki no reemplaza la atención veterinaria profesional, es un complemento valioso que puede integrarse en cualquier plan de cuidado. Por ejemplo, puede utilizarse para aliviar los efectos secundarios de tratamientos médicos, acelerar la recuperación tras cirugías o simplemente mejorar la calidad de vida de un animal en sus últimos años.

Después de la sesión, es importante observar al animal y permitirle que procese la energía. Algunos animales pueden mostrar señales inmediatas de relajación, como bostezos o dormirse, mientras que otros pueden necesitar tiempo para integrar los efectos del Reiki. En cualquier caso, el practicante debe permanecer disponible para ofrecer apoyo si es necesario.

En esencia, el Reiki en animales es un acto de servicio amoroso que honra la sensibilidad y la pureza de estos seres. Al compartir esta energía universal con ellos, no solo promovemos su bienestar, sino que también nos conectamos con la red de la vida de una manera más profunda. Este intercambio nos recuerda que todos los seres, humanos y no humanos, estamos conectados por una energía universal que trasciende las barreras de la forma y el lenguaje.

Capítulo 16.
Reiki en plantas y objetos

La energía universal no distingue entre formas de vida o materiales. Todo en el universo vibra con energía, incluidas las plantas y los objetos que nos rodean. En el ámbito del Reiki, este principio se extiende más allá de los seres humanos y los animales, y también se extiende a las plantas y a los objetos inanimados. Aplicar Reiki a estos elementos no solo amplifica su vitalidad y propósito, sino que también mejora el flujo energético en nuestro entorno, creando espacios más armoniosos y equilibrados.

Las plantas son receptores naturales de esta energía. Al ser seres vivos profundamente conectados con la tierra, tienen una afinidad innata con la energía universal. Las plantas no solo prosperan gracias al agua, la luz solar y los nutrientes del suelo, sino que también responden al cuidado energético. Ofrecer Reiki a las plantas puede fortalecer su crecimiento, ayudarlas a superar condiciones adversas y aumentar su resistencia a plagas y enfermedades.

El proceso de aplicar Reiki a las plantas comienza con una conexión consciente con ellas. Antes de iniciar la práctica, es fundamental observar la planta, sentir su presencia y tener una intención clara. Esta intención puede abarcar desde apoyar su crecimiento hasta simplemente ofrecerles energía de armonía y amor.

Una forma sencilla de dar Reiki a las plantas es colocar las manos suavemente sobre su base o sostener sus hojas. También es posible transmitir la energía sin tocarlas, situando las manos a unos centímetros de distancia. Durante este proceso, el practicante puede visualizar una luz suave y brillante que fluye hacia la planta y la llena de energía vital.

El tiempo dedicado a cada planta dependerá de su tamaño y estado. Una planta pequeña puede beneficiarse de entre cinco y diez minutos de reiki, mientras que un árbol grande puede requerir sesiones más largas. La intuición del practicante es fundamental para determinar cuánto tiempo es necesario en cada caso.

Además de trabajar con plantas individuales, el reiki puede aplicarse a jardines enteros o a zonas naturales más amplias. Esto se logra extendiendo la intención hacia todo el espacio, visualizando cómo la energía fluye y se distribuye entre las plantas, el suelo y el aire. Esta práctica no solo beneficia a las plantas, sino que también eleva la vibración del entorno, creando un espacio más armonioso y revitalizante.

El Reiki también puede utilizarse para energizar semillas antes de plantarlas. Sostener las semillas en las manos mientras se canaliza la energía universal puede potenciar su capacidad de germinación y crecimiento. Este pequeño gesto crea un vínculo energético desde el principio, fomentando una relación armoniosa entre el practicante y las futuras plantas.

El Reiki también tiene aplicaciones sorprendentes en los objetos que forman parte de nuestra vida diaria. Aunque los objetos no son vivos, tienen la capacidad de almacenar energía. Absorben las energías positivas y negativas de su entorno y de las personas que los manipulan. Al limpiarlos y energizarlos con Reiki, es posible transformar su vibración y devolverles un estado de equilibrio y armonía.

Un ejemplo común es el uso del Reiki para energizar cristales. Estos minerales, con su estructura única, son conocidos por su capacidad de amplificar, almacenar y transmitir energía. Al aplicar Reiki a un cristal, el practicante puede potenciar sus propiedades naturales y programarlo con una intención específica, como protección, sanación o claridad mental.

El Reiki también puede usarse para limpiar y energizar objetos personales, como joyas, relojes o herramientas de trabajo. Estos objetos suelen estar en contacto cercano con nosotros y pueden acumular energías que no siempre son beneficiosas. Al aplicar Reiki, estas energías residuales se disipan y el objeto recupera su pureza energética.

Los objetos que se utilizan en prácticas espirituales o de sanación, como cartas de tarot, péndulos o instrumentos musicales, también pueden beneficiarse de esta técnica. Si se energizan regularmente, se mantiene su efectividad y se refuerza su conexión con la intención del practicante.

Además, el Reiki puede aplicarse a espacios físicos, como habitaciones, oficinas o incluso vehículos. Transmitir Reiki a un lugar implica visualizar cómo la energía fluye y lo inunda con luz y equilibrio. Esta práctica es especialmente útil en lugares donde se ha acumulado energía negativa, como después de un conflicto o un evento emocionalmente intenso.

Para los objetos relacionados con la alimentación, como alimentos o agua, el Reiki puede amplificar su energía vital. Si se sostiene un vaso de agua o un plato de comida mientras se canaliza Reiki, su contenido se purificará y energizará, haciéndolo más beneficioso para el cuerpo y el espíritu.

En el caso de los electrodomésticos y dispositivos electrónicos, como teléfonos, ordenadores o televisores, el Reiki puede ayudar a equilibrar las energías disruptivas que estos equipos generan. Aunque no elimina por completo sus emisiones, la práctica puede reducir su impacto en el entorno energético.

Es importante recordar que, al trabajar con objetos y plantas, el practicante de reiki actúa como un intermediario, canalizando la energía universal sin imponer su propia voluntad. La energía fluye donde es más necesaria y se adapta a las necesidades específicas de cada planta u objeto.

La aplicación de Reiki a plantas y objetos no solo beneficia a estos elementos, sino que también fortalece la conexión del practicante con su entorno. Esta práctica fomenta una mayor conciencia del flujo energético que nos rodea y nos recuerda que todo está interconectado. Al cuidar de las plantas y los objetos que nos acompañan, también cuidamos de nosotros mismos y de nuestro lugar en el universo.

En última instancia, la práctica del Reiki en plantas y objetos es una expresión de respeto y gratitud hacia el mundo que nos rodea. Es un recordatorio de que incluso los elementos más simples y cotidianos tienen un papel en el gran entramado de la vida y de que, al compartir la energía universal con ellos, contribuimos a un equilibrio más profundo y armonioso en nuestro entorno y en nosotros mismos.

Capítulo 17.
Reiki a distancia

El Reiki trasciende las barreras del tiempo y el espacio. Esta capacidad para transmitir energía más allá de la proximidad física es una de sus características más fascinantes y poderosas. El Reiki a distancia permite que la energía universal alcance a personas, animales, situaciones o lugares que no están presentes físicamente, lo que abre un abanico de posibilidades para la sanación y la armonización energética en cualquier parte del mundo.

La práctica del Reiki a distancia se basa en la comprensión de que todos estamos conectados a través de un campo energético universal. Aunque este concepto puede parecer abstracto, tiene sus raíces en tradiciones espirituales ancestrales y ha encontrado eco en teorías modernas, como la interconexión cuántica. En este sentido, el Reiki no requiere la presencia física del receptor, ya que la energía fluye hacia donde se establece la intención del practicante.

Para realizar Reiki a distancia, el practicante debe haber recibido la sintonización del segundo nivel de Reiki, en la que se introducen los símbolos sagrados. Uno de estos símbolos, específicamente diseñado para la práctica a distancia, actúa como un puente energético que conecta al practicante con el receptor, independientemente de la distancia física que los separe.

La preparación para una sesión de reiki a distancia es similar a la de una sesión presencial. El practicante comienza conectándose con la energía universal a través de la meditación, la respiración consciente o una visualización. Este proceso ayuda a centrar la mente, a eliminar distracciones y a abrir los canales energéticos.

Una vez que el practicante está preparado, establece la intención de la sesión. Esta intención debe ser clara y específica, identificando tanto al receptor como la situación a la que se enviará la energía Reiki. Si es posible, proporcionar el nombre completo, una fotografía o una descripción del receptor puede fortalecer el enfoque de la energía. Sin embargo, estos elementos no son estrictamente necesarios; con una intención pura y una conexión consciente es suficiente para dirigir la energía.

El uso del símbolo de Reiki a distancia es un paso clave en la práctica. Este símbolo se dibuja, se visualiza o se pronuncia en silencio, se activa su energía y se establece el puente entre el practicante y el receptor. A partir de este momento, la sesión de reiki fluye como si el receptor estuviera físicamente presente.

Durante la sesión, el practicante puede utilizar posiciones de las manos similares a las de una sesión presencial, pero aplicándolas a un objeto o representación simbólica del receptor. Por ejemplo, algunas personas utilizan un cojín, una muñeca o incluso sus propias manos como representación física y visualizan al receptor en ese espacio. Esto ayuda a enfocar la energía y a fortalecer la conexión.

El tiempo dedicado a cada área del receptor puede variar en función de las necesidades específicas. El practicante puede sentir intuitivamente dónde se requiere mayor atención, guiado por sensaciones, imágenes o pensamientos que le surjan durante la sesión. Esta sensibilidad es un aspecto clave del Reiki a distancia y se desarrolla con la práctica.

Una de las características más notables del Reiki a distancia es su capacidad para trabajar no solo con individuos, sino también con situaciones, eventos pasados o futuros e incluso con lugares. Por ejemplo, se puede enviar Reiki a una reunión importante, un examen, un proyecto o un lugar donde se busca armonizar la energía, como una casa recién adquirida o un espacio de trabajo.

Trabajar con eventos pasados es otra poderosa dimensión del Reiki a distancia. Aunque no se puede cambiar el pasado, el Reiki puede ayudar a liberar la carga emocional asociada con eventos traumáticos, promoviendo así la sanación y el cierre. Del mismo modo, enviar Reiki a eventos futuros ayuda a preparar el terreno energético para que se desarrollen de manera más armoniosa y fluida.

El Reiki a distancia también es particularmente útil en situaciones en las que el receptor no puede estar presente físicamente, como durante una enfermedad grave, un confinamiento geográfico o una emergencia. En estos casos, la energía universal puede proporcionar alivio, apoyo y consuelo incluso en las circunstancias más adversas.

Es importante recordar que, como en cualquier práctica de Reiki, se debe respetar el libre albedrío del receptor. Aunque no se requiere permiso explícito en todos los casos, siempre es mejor obtener el consentimiento del receptor antes de enviar Reiki, a menos que se trate de una situación en la que no sea posible, como en una emergencia. En esos casos, el practicante puede establecer la intención de que el Reiki sea recibido solo si es aceptado por el receptor en un nivel consciente o subconsciente.

Cerrar una sesión de Reiki a distancia es tan importante como abrirla. El practicante puede visualizar cómo la energía se integra completamente en el receptor y sellar el trabajo realizado con una luz protectora. También es un momento para expresar gratitud hacia la energía universal, el receptor y el proceso en sí.

Después de la sesión, algunos practicantes prefieren escribir notas sobre su experiencia, en las que registran cualquier intuición, imagen o sensación que haya surgido durante el proceso. Estos registros pueden ser útiles para reflexionar sobre la sesión y para compartir con el receptor si este lo solicita.

El Reiki a distancia no solo beneficia al receptor, sino que también amplía la comprensión del practicante sobre la energía universal y su interconexión con todo lo existente. Esta práctica fortalece la confianza en la capacidad del Reiki para trascender las limitaciones físicas y abre nuevas posibilidades para la sanación y la transformación.

En última instancia, el Reiki a distancia nos recuerda que la energía universal no conoce fronteras. Es un recordatorio de que todos estamos conectados, sin importar la distancia, y de que el poder del amor y la intención puede superar cualquier barrera. Gracias al Reiki a distancia, nos convertimos en participantes activos de esta red de conexión infinita, ofreciendo sanación y armonía a cualquier rincón del mundo donde se necesite.

Capítulo 18.
Reiki para situaciones

El Reiki no solo se aplica a los seres vivos, sino que también puede utilizarse para energizar, armonizar y transformar las situaciones de la vida. Desde momentos cotidianos hasta eventos extraordinarios, el Reiki actúa como una herramienta poderosa para influir positivamente en las circunstancias, creando un flujo energético que promueve la paz, el equilibrio y la resolución. Esta capacidad refleja la esencia misma del Reiki: la conexión con la energía universal para mejorar nuestra experiencia en todos los niveles.

Aunque las situaciones parecen confinadas al plano material, tienen un componente energético. Los pensamientos, emociones y acciones que interactúan en un evento o circunstancia generan una huella energética que puede influir en su desarrollo. Al aplicar Reiki, el practicante introduce una vibración de alta frecuencia que armoniza esta energía, ayudando a suavizar tensiones, resolver conflictos o facilitar el camino hacia un resultado más equilibrado.

El primer paso para utilizar Reiki en una situación es definir la intención. Esta intención debe ser clara, positiva y estar enfocada en el bienestar general. En lugar de buscar un resultado específico o imponer un deseo personal, es más efectivo establecer la intención de que la situación se resuelva de la mejor manera posible para todas las personas involucradas. Esta apertura permite que la energía universal actúe según su sabiduría inherente, más allá de las limitaciones de nuestra perspectiva.

Una vez establecida la intención, el practicante puede conectar con la energía universal mediante técnicas como la respiración consciente, la meditación o el uso de los símbolos de Reiki. En particular, el símbolo de distancia, introducido en el segundo nivel de Reiki, es una herramienta esencial para trabajar con situaciones. Este símbolo permite que la energía fluya hacia un evento pasado, presente o futuro, trascendiendo las barreras del tiempo y el espacio.

El Reiki se puede aplicar a una amplia gama de situaciones. Un ejemplo común es energizar un evento futuro, como una entrevista de trabajo, una reunión importante o un viaje. En estos casos, el practicante puede visualizar el evento y enviar Reiki con la intención de que se desarrolle de manera armoniosa y beneficiosa para todos los participantes.

También es posible utilizar Reiki para situaciones del pasado que siguen teniendo un impacto en el presente. Aunque no se puede cambiar el pasado, el Reiki ayuda a liberar las emociones negativas asociadas a eventos traumáticos o dolorosos, lo que facilita la sanación emocional y la integración de esas experiencias. Esta práctica permite que la persona que la recibe deje de cargar con el peso energético del pasado, creando espacio para el crecimiento y la transformación.

En el presente, el Reiki puede ser una herramienta valiosa para afrontar los desafíos cotidianos. Por ejemplo, en momentos de conflicto o estrés, el practicante puede detenerse unos minutos para enviar Reiki a la situación, lo que promueve la calma y la claridad. Este enfoque no solo beneficia al practicante, sino también a las personas involucradas, ya que introduce una vibración de paz que influye en el desarrollo de los acontecimientos.

La técnica para enviar Reiki a situaciones puede variar según las preferencias del practicante. Una de las formas más comunes es crear una representación simbólica de la situación, como escribir una descripción en un papel o utilizar un objeto que la simbolice. Durante la sesión, el practicante coloca sus manos sobre el papel u objeto, visualizando cómo la energía fluye hacia la situación y la rodea de luz y armonía.

Otra técnica consiste en visualizar la situación directamente, imaginando todos sus elementos en un estado de equilibrio y bienestar. En esta visualización pueden aparecer imágenes de personas reconciliándose, un ambiente cargado de calma o un desenlace positivo. Mientras tanto, el practicante canaliza la energía universal hacia la imagen mental, reforzando la intención.

El Reiki para situaciones también puede aplicarse en un contexto colectivo. Por ejemplo, es posible enviar energía a eventos globales, como desastres naturales, conflictos internacionales o crisis sociales, con la intención de aportar paz y apoyo a quienes lo necesitan. Aunque el impacto de una sola persona puede parecer pequeño en estos casos, la práctica del Reiki contribuye al campo energético colectivo, ayudando a elevar su vibración.

Es fundamental recordar que el Reiki no impone resultados ni fuerza cambios. Su propósito no es manipular las circunstancias, sino armonizar la energía para que las situaciones fluyan de manera más natural y equilibrada. Esto implica aceptar que el resultado final puede no coincidir exactamente con nuestras expectativas, pero confiar en que será el mejor para todos los involucrados.

El Reiki para situaciones también beneficia al practicante, ya que refuerza su capacidad de desapego y confianza en el proceso. Al trabajar con la energía universal, el practicante aprende a soltar el control y a confiar en la sabiduría más amplia de la vida. Este enfoque no solo enriquece la práctica del Reiki, sino que también transforma la manera en que el practicante afronta los desafíos diarios.

El cierre de una sesión de reiki para situaciones es un momento importante. El practicante puede visualizar cómo la energía se integra por completo en la circunstancia, creando un estado de equilibrio. También es un momento para expresar gratitud hacia la energía universal y hacia la situación en sí, independientemente de su resultado.

El impacto del Reiki en las situaciones puede manifestarse de diversas maneras. A veces, los resultados son inmediatos y evidentes, como una resolución pacífica de un conflicto o un cambio positivo en la dinámica de un evento. En otras ocasiones, el efecto es más sutil y afecta a la energía subyacente de la situación de formas que pueden no ser visibles de inmediato.

En esencia, el Reiki para situaciones nos recuerda que todo en la vida está interconectado a través de la energía universal. Esta práctica no solo transforma las circunstancias externas, sino que también nos invita a reflexionar sobre nuestra relación con ellas, fomentando un sentido de responsabilidad, amor y armonía en nuestra interacción con el mundo. Al trabajar con Reiki en nuestras situaciones, nos convertimos en co-creadores conscientes de una realidad más equilibrada y vibrante.

Capítulo 19.
Reiki y meditación

La meditación y el Reiki son dos prácticas profundamente conectadas, ambas diseñadas para alinear el cuerpo, la mente y el espíritu con el flujo de la energía universal. Juntas, estas disciplinas se potencian mutuamente y crean un espacio donde el practicante puede experimentar una paz interior profunda y una conexión ampliada con su esencia y el universo. Integrar la meditación en la práctica del Reiki no solo fortalece la capacidad de canalizar energía, sino que también lleva al practicante a un estado de presencia plena y expansión espiritual.

La meditación es el arte de aquietar la mente y enfocarla en el momento presente. Este estado de quietud mental es el terreno ideal para que la energía del Reiki fluya de manera pura y sin obstrucciones. Por otro lado, el Reiki eleva la experiencia meditativa, ya que ayuda a liberar tensiones energéticas y emocionales que pueden dificultar la concentración y la serenidad necesarias para meditar.

Antes de comenzar una sesión de reiki, ya sea para uno mismo o para otros, dedicar unos minutos a la meditación puede marcar una diferencia significativa. Este tiempo permite al practicante sintonizarse con la energía universal, calmar su mente y establecer una intención clara para la sesión. Una práctica sencilla consiste en sentarse en silencio, cerrar los ojos y prestar atención a la respiración. Al inhalar, se puede visualizar la energía universal entrando en el cuerpo, y al exhalar, se puede imaginar que cualquier tensión o distracción se disuelve.

El uso de los símbolos de Reiki durante la meditación es otra herramienta muy eficaz. Por ejemplo, el símbolo de armonía puede visualizarse o dibujarse mentalmente al comienzo de la meditación, creando un campo energético de equilibrio y serenidad. Este símbolo también puede ayudar a alinear los chakras, preparando el cuerpo energético para recibir o transmitir Reiki con mayor eficacia.

La práctica de la meditación con Reiki no tiene por qué ser complicada. Una de las técnicas más accesibles es la meditación en los chakras, que combina la atención plena con la energía Reiki. El practicante comienza colocando las manos en el chakra raíz y visualizando una luz roja vibrante que lo inunda. Después de unos minutos, mueve las manos al siguiente chakra y continúa hasta llegar al chakra corona. Este enfoque no solo armoniza los chakras, sino que también ayuda al practicante a desarrollar una mayor sensibilidad hacia su propio flujo energético.

Otra técnica es la meditación de escaneo corporal con Reiki. En esta práctica, el practicante recorre mentalmente cada parte de su cuerpo, comenzando por los pies y avanzando hacia la coronilla, mientras canaliza Reiki a cada área. Este escaneo ayuda a identificar zonas de tensión o bloqueo y a liberar la energía acumulada, creando una sensación de relajación profunda y unidad corporal.

El Reiki también puede integrarse en prácticas de meditación más avanzadas, como la meditación en movimiento o las visualizaciones guiadas. En la meditación en movimiento, el practicante realiza gestos o movimientos suaves mientras canaliza Reiki, de modo que la energía fluye a través de todo el cuerpo. Esta técnica es especialmente útil para las personas que tienen dificultades para permanecer inmóviles durante largos periodos de tiempo.

Las visualizaciones guiadas, por otro lado, utilizan imágenes mentales para profundizar en la conexión con la energía universal. Por ejemplo, el practicante puede imaginarse sentado en un campo lleno de luz, sintiendo cómo la energía fluye desde el cielo y la tierra hacia su cuerpo. Estas imágenes no solo facilitan la meditación, sino que también ayudan a integrar el Reiki en los niveles consciente y subconsciente.

La combinación de Reiki y meditación también tiene un impacto profundo en la salud emocional y mental. Los estados meditativos inducidos por el Reiki pueden ayudar a reducir el estrés, la ansiedad y los pensamientos intrusivos, y promueven una sensación de calma y claridad. Al liberar bloqueos energéticos, estas prácticas fomentan una mayor estabilidad emocional y una visión más positiva de la vida.

Para quienes desean llevar su meditación con Reiki a un nivel más profundo, el uso de herramientas como música relajante, cuencos tibetanos o inciensos puede ser un complemento enriquecedor. Estos elementos no solo crean un ambiente propicio para la meditación, sino que también elevan la vibración del espacio, facilitando una conexión más fuerte con la energía universal.

La práctica grupal de reiki y meditación es otra forma poderosa de explorar esta combinación. Cuando un grupo de personas se reúne con la intención común de meditar y canalizar Reiki, las energías individuales se combinan para crear un campo energético colectivo más potente. Estas sesiones grupales pueden tener un impacto transformador, ya que ofrecen una sensación de unidad y apoyo mutuo.

Es importante destacar que no hay una única manera «correcta» de meditar con Reiki. Cada practicante puede adaptar estas técnicas a sus necesidades y preferencias. Algunos pueden preferir sesiones más estructuradas, mientras que otros encontrarán más útil simplemente sentarse en silencio y dejar que el Reiki fluya de manera intuitiva.

La práctica regular de la meditación con Reiki no solo mejora la capacidad del practicante para canalizar energía, sino que también fomenta su desarrollo espiritual. A medida que la mente se aquieta y la energía se alinea, el practicante puede experimentar momentos de profunda intuición, conexión con su esencia y una mayor comprensión de su propósito en la vida.

En última instancia, el Reiki y la meditación son prácticas complementarias que nos invitan a explorar la relación entre nuestra energía interna y el vasto universo que nos rodea. Juntas, estas disciplinas nos recuerdan que la sanación y la claridad no solo las ofrecemos a los demás, sino que también son un regalo que nos hacemos a nosotros mismos al abrirnos a la energía universal con humildad y gratitud. Al meditar con Reiki, no solo armonizamos nuestro ser, sino que también nos alineamos con el flujo infinito de la vida y descubrimos que somos parte de un todo mayor y luminoso.

Capítulo 20.
Reiki y Respiración

La respiración es el puente entre el cuerpo, la mente y el espíritu, un acto vital que no solo sostiene la vida física, sino que también regula nuestra energía interna. En la práctica del Reiki, la respiración consciente se convierte en una herramienta esencial para canalizar la energía universal de manera más efectiva y profundizar en la conexión entre el practicante y el flujo energético. Cuando el Reiki y la respiración se integran, se produce una sinergia poderosa que eleva la calidad de la sanación y fomenta un estado de equilibrio y armonía en todos los niveles del ser.

Respirar es más que un intercambio físico de oxígeno y dióxido de carbono; es un proceso energético que nos conecta con el flujo de la vida. En muchas tradiciones espirituales, la respiración se considera la manifestación de la energía vital, conocida como prana, chi o ki. Al trabajar conscientemente con la respiración, el practicante de Reiki no solo calma su mente, sino que también amplía su capacidad para recibir y transmitir la energía universal.

La respiración consciente es un componente fundamental para preparar al practicante antes de una sesión de reiki. Antes de canalizar energía, dedicar unos minutos a respirar profundamente ayuda a centrar la mente y a liberar tensiones acumuladas. Una técnica simple pero efectiva es la respiración abdominal profunda: el practicante inhala lenta y profundamente por la nariz, llenando el abdomen con el aire, y exhala suavemente por la boca. Este tipo de respiración activa el sistema nervioso parasimpático, lo que induce un estado de relajación que favorece el flujo energético.

Durante una sesión de Reiki, el ritmo de la respiración puede guiar el flujo de energía. Por ejemplo, el practicante puede sincronizar sus inhalaciones con la recepción de la energía universal y sus exhalaciones con su transmisión hacia el receptor. Esta técnica no solo facilita el flujo energético, sino que también ayuda al practicante a mantenerse presente y enfocado en el momento presente.

El Reiki también puede integrarse con técnicas avanzadas de respiración, como la respiración de limpieza energética. En esta práctica, el practicante visualiza cómo la inhalación lleva luz y energía pura al cuerpo, mientras que la exhalación elimina los bloqueos y la energía densa acumulada. Esta técnica es especialmente útil al comienzo o al final de una sesión de reiki, ya que prepara tanto al practicante como al receptor para recibir la energía universal de manera más efectiva.

Otra técnica poderosa es la respiración en los chakras, que combina la atención plena con el trabajo energético en los principales centros energéticos. El practicante enfoca su respiración en un chakra específico, visualizando cómo cada inhalación lo llena de luz y vitalidad y cómo cada exhalación libera cualquier estancamiento o desequilibrio. Este enfoque no solo armoniza los chakras, sino que también profundiza la conexión entre el practicante y su propio sistema energético.

La respiración también es importante para regular las emociones durante la práctica de Reiki. En momentos de estrés, ansiedad o distracción, volver a la respiración consciente ayuda al practicante a recuperar la calma y el enfoque. Esta capacidad de autocontrol no solo mejora la calidad de la sesión, sino que también fortalece la conexión con la energía universal.

El receptor también puede beneficiarse de trabajar la respiración durante una sesión de reiki. Animarlo a respirar profundamente y de manera relajada facilita la apertura de su sistema energético y permite que la energía fluya más libremente. En algunos casos, el practicante puede guiar al receptor a través de ejercicios de respiración simples, como la respiración cuadrada, que consiste en inhalar, sostener el aire, exhalar y volver a sostener el aire en un patrón rítmico. Este método no solo relaja al receptor, sino que también lo ayuda a participar activamente en el proceso de sanación.

La integración de la respiración y el Reiki no se limita a las sesiones individuales. También se puede aplicar en prácticas grupales o en trabajos energéticos más amplios. Por ejemplo, durante una meditación grupal con Reiki, sincronizar la respiración de los participantes crea un campo energético colectivo más fuerte y cohesivo. Este enfoque amplifica el impacto de la energía universal, beneficiando a todos los presentes y al entorno.

La respiración también es una herramienta valiosa para los practicantes de Reiki que trabajan a distancia. Aunque el receptor no esté físicamente presente, el practicante puede utilizar su respiración para visualizar y dirigir la energía hacia el objetivo. Cada inhalación refuerza la conexión con la energía universal, mientras que cada exhalación envía esta energía al receptor o a la situación específica.

La respiración con Reiki puede llevarse más allá de las sesiones formales y convertirse en una práctica diaria para mantener el equilibrio energético y el bienestar. Dedicar unos minutos al día a combinar la respiración consciente con la intención de canalizar Reiki ayuda a limpiar el sistema energético, a recargar el cuerpo de vitalidad y a fortalecer la conexión con el universo.

La respiración tiene un profundo impacto en la práctica del Reiki. No solo mejora la calidad de las sesiones, sino que también transforma la relación del practicante con su propio cuerpo, emociones y espíritu. Al aprender a fluir con la energía universal en lugar de resistirse a ella, el practicante desarrolla una relación más armoniosa con su entorno y con el proceso de sanación.

En última instancia, el Reiki y la respiración son expresiones de la misma fuerza vital que sustenta toda la existencia. Al unir estas dos prácticas, el practicante descubre un camino hacia una conexión más profunda consigo mismo y con el universo, recordando que la energía que fluye a través de su respiración es la misma que nutre y conecta todo lo que existe. Esta integración no solo eleva la práctica del Reiki, sino que también abre la puerta a una vida más plena, consciente y alineada con el flujo infinito de la energía universal.

Capítulo 21.
Reiki e intuición

La intuición, esa capacidad innata para percibir más allá de lo evidente, es fundamental en la práctica del Reiki. Aunque las técnicas de Reiki son fundamentales, es la intuición la que permite al practicante conectar profundamente con las necesidades del receptor y fluir con la energía universal de manera más efectiva. Desarrollar la intuición no solo enriquece la práctica del Reiki, sino que también amplía nuestra comprensión de la conexión energética que compartimos con todo lo que nos rodea.

La intuición no es algo reservado a unos pocos, sino una habilidad que todos poseemos en mayor o menor medida. Sin embargo, en el ajetreo de la vida diaria, esta capacidad puede quedar eclipsada por el ruido mental y las distracciones externas. A través del Reiki, el practicante aprende a escuchar esa voz interna que guía con sabiduría y claridad, haciendo que la energía fluya hacia donde es más necesaria.

El primer paso para integrar la intuición en la práctica del Reiki es aprender a confiar en las sensaciones y percepciones internas. Durante una sesión, el practicante puede notar sensaciones físicas, como calor, frío o un leve hormigueo en las manos, o incluso imágenes, pensamientos o emociones que parecen surgir de la nada. Estas percepciones no deben ignorarse, ya que suelen ser señales sutiles de lo que el receptor necesita en ese momento.

La meditación es una herramienta muy eficaz para desarrollar la intuición. Dedicar unos minutos antes de una sesión de reiki a aquietar la mente y enfocarse en la respiración ayuda a despejar el ruido interno, creando un espacio donde la intuición puede florecer. A medida que el practicante se sintoniza con la energía universal, se vuelve más receptivo a las señales intuitivas, que le guiarán en su práctica.

El uso de los símbolos de Reiki también puede potenciar la intuición. Al trabajar con los símbolos de armonía o distancia, el practicante puede establecer una conexión más profunda con los niveles sutiles de energía y abrirse a una comprensión intuitiva de las necesidades del receptor. Estos símbolos actúan como llaves que desbloquean el acceso a dimensiones más profundas de percepción.

La escucha activa es otro aspecto fundamental para el desarrollo de la intuición. Durante una sesión de reiki, el practicante debe estar completamente presente, no solo a nivel físico, sino también energético. Esto implica prestar atención a las reacciones verbales y no verbales del receptor, así como a las sensaciones internas del practicante. Esta presencia plena crea un espacio de conexión donde la intuición puede manifestarse con mayor claridad.

Una técnica específica para trabajar con la intuición en Reiki es el escaneo energético intuitivo. En esta práctica, el practicante pasa sus manos lentamente por el cuerpo del receptor y deja que la intuición le indique qué áreas necesitan más atención. Durante este proceso, es común percibir variaciones en la temperatura, densidad o flujo energético que pueden indicar bloqueos o desequilibrios.

Además del trabajo físico, la intuición puede manifestarse en forma de imágenes mentales o sensaciones emocionales. Por ejemplo, un practicante puede visualizar un color o un símbolo asociado a una parte del cuerpo del receptor o sentir una emoción que no le pertenece. Estas percepciones intuitivas son valiosas y deben explorarse con una mente abierta, respetando siempre los límites éticos de la práctica.

Desarrollar la intuición también implica practicar el desapego. Aunque las percepciones intuitivas son útiles, no deben interpretarse como diagnósticos ni tomarse como verdades absolutas. El practicante debe permitir que la energía fluya sin tratar de controlar o dirigir el proceso y debe confiar en que la energía universal irá a donde más se necesite.

La intuición no solo enriquece la práctica del Reiki, sino que también tiene un impacto profundo en la vida cotidiana. A medida que el practicante desarrolla esta habilidad, se vuelve más consciente de las energías que lo rodean, tanto en las personas con las que interactúa como en los espacios que habita. Esta sensibilidad energética no solo fortalece la conexión con el Reiki, sino que también fomenta una vida más equilibrada y consciente.

Para quienes desean profundizar en el desarrollo de la intuición, las prácticas complementarias como la meditación con cristales, el uso de cartas intuitivas o el trabajo con el tercer ojo pueden resultar muy valiosas. Estas herramientas ayudan a fortalecer la conexión con los niveles sutiles de energía, ampliando la capacidad del practicante para percibir y comprender lo invisible.

Desarrollar la intuición en Reiki no es un proceso lineal ni apresurado; requiere práctica, paciencia y apertura. Al confiar en las señales internas y permitir que la energía universal guíe el proceso, el practicante descubre una dimensión más rica de la práctica, donde la sanación se convierte en un diálogo entre el cuerpo, la mente, el espíritu y la energía universal.

En última instancia, la intuición nos recuerda que el Reiki no es solo una técnica, sino un camino de autodescubrimiento y conexión. Al abrirnos a la guía de nuestra intuición, nos alineamos más profundamente con la esencia del Reiki y con la sabiduría universal que fluye a través de todos nosotros. Esta integración no solo transforma nuestra práctica, sino también nuestra relación con nosotros mismos y con el mundo, permitiéndonos vivir con mayor claridad, autenticidad y propósito.

Capítulo 22.
Reiki y cristales

Los cristales, con su estructura molecular única y su capacidad para almacenar, amplificar y transmitir energía, son aliados naturales en la práctica del Reiki. Durante siglos, las culturas de todo el mundo han utilizado los cristales por sus propiedades sanadoras, y en el contexto del Reiki, su integración potencia el flujo de la energía universal. Estos minerales, formados a lo largo de millones de años, amplifican la energía Reiki, ayudan a equilibrar los campos energéticos y favorecen la conexión con los aspectos sutiles del ser.

La sinergia entre el reiki y los cristales comienza con una comprensión básica de sus propiedades. Cada cristal tiene una vibración energética específica que se alinea con ciertos aspectos del cuerpo, la mente y el espíritu. Por ejemplo, la amatista es conocida por su capacidad para calmar la mente y fomentar la conexión espiritual, mientras que el cuarzo rosa está asociado con el amor incondicional y la sanación emocional.

Para integrar cristales en una sesión de reiki, el primer paso es elegir los cristales adecuados para las necesidades del receptor o la intención de la sesión. Esto puede basarse en propiedades específicas de los cristales, en la intuición del practicante o en las preferencias del receptor. Algunos cristales que se utilizan comúnmente en Reiki son:

• Cuarzo transparente: Amplifica la energía y se puede programar con cualquier intención.

• Amatista: promueve la claridad mental, la calma y la conexión espiritual.

• Cuarzo rosa: fomenta la sanación emocional, el amor propio y la compasión.

- Citrino: potencia la energía del plexo solar y promueve la confianza y la abundancia.
- Hematita: conocida por sus propiedades de conexión a tierra, ayuda a estabilizar y equilibrar la energía.

Una vez seleccionados los cristales, es importante limpiarlos energéticamente antes de usarlos. Los cristales, al ser receptores naturales de energía, pueden absorber las vibraciones de su entorno o de quienes los manipulan. Algunos métodos comunes para limpiarlos son sumergirlos en agua con sal (si el cristal es compatible con el agua), exponerlos a la luz del sol o la luna, utilizar humo de incienso o salvia o canalizar Reiki directamente hacia ellos con la intención de purificarlos.

Los cristales se pueden colocar en diferentes áreas durante una sesión de reiki. Una práctica común es colocarlos sobre los chakras del receptor, alineando sus propiedades específicas con las necesidades de cada chakra. Por ejemplo, colocar una amatista sobre el tercer ojo puede ayudar a calmar la mente y abrir la intuición, mientras que un cuarzo rosa sobre el chakra del corazón fomenta la sanación emocional.

Además de sobre los chakras, los cristales pueden colocarse alrededor del cuerpo del receptor para crear un campo energético armonizador. Esta disposición, conocida como una rejilla de cristales, establece un patrón de energía que sostiene y amplifica el flujo de Reiki durante toda la sesión. Las rejillas pueden diseñarse de manera intuitiva o siguiendo patrones geométricos específicos que potencian la energía.

Los practicantes de reiki también pueden sostener un cristal en sus manos mientras canalizan energía. Este enfoque amplifica la intensidad del flujo energético, lo que ayuda a dirigirlo con mayor precisión hacia áreas específicas del receptor. Algunos cristales, como el cuarzo transparente, son especialmente efectivos para este propósito debido a su capacidad para amplificar y enfocar la energía.

El Reiki y los cristales no solo se limitan a las sesiones con personas. También se pueden utilizar en espacios, objetos o situaciones que necesiten armonización. Por ejemplo, se puede crear una rejilla de cristales en una habitación para elevar la vibración del espacio o programar un cristal para enviar energía Reiki a distancia hacia un objetivo específico.

Una de las técnicas avanzadas para integrar Reiki y cristales es la programación de cristales. Esto implica canalizar Reiki hacia un cristal con una intención específica, como protección, sanación o equilibrio. El cristal actúa como un contenedor energético que almacena la intención y la libera de manera gradual en su entorno. Esta técnica es especialmente útil para crear talismanes energéticos que la persona puede llevar consigo después de una sesión.

Es importante tener en cuenta que, aunque los cristales son herramientas poderosas, el Reiki sigue siendo efectivo sin ellos. Los cristales son un complemento que potencia la energía universal, pero no reemplazan la conexión directa del practicante con el Reiki. El enfoque principal debe permanecer en la intención pura y en la conexión con la energía universal.

Para quienes desean profundizar en el trabajo con cristales en Reiki, se recomienda aprender más sobre sus propiedades y su interacción con el sistema energético humano. Existen numerosas fuentes de información y cursos dedicados a la cristaloterapia que pueden enriquecer la comprensión y aplicación de estas herramientas.

El cierre de una sesión de reiki con cristales es un momento importante para agradecer tanto a la energía universal como a los cristales por su contribución. También es recomendable limpiar energéticamente los cristales después de cada uso para tenerlos listos para futuras sesiones.

La combinación de reiki y cristales transforma la práctica y la percepción del practicante sobre la conexión entre el mundo material y el energético. Gracias a estas herramientas, el practicante descubre que el universo está lleno de recursos naturales que favorecen la sanación, el equilibrio y el crecimiento espiritual.

En última instancia, el Reiki y los cristales nos recuerdan que la energía está presente en todas partes y que podemos canalizarla con amor y gratitud. Al integrar estas dos prácticas, ampliamos nuestra capacidad para sanar y armonizar, y también profundizamos nuestra relación con la tierra y su infinita sabiduría.

Capítulo 23.
Reiki y aromaterapia

La aromaterapia, con sus esencias naturales extraídas de plantas, flores y resinas, es una práctica milenaria que se ha utilizado para equilibrar el cuerpo, la mente y el espíritu. Integrada con el Reiki, esta disciplina eleva la experiencia energética al crear un ambiente propicio para la relajación y la sanación profunda. Los aceites esenciales no solo influyen en los sistemas físico y emocional, sino que también actúan a nivel vibracional, complementando el flujo de energía universal durante una sesión de reiki.

La conexión entre el Reiki y la aromaterapia radica en la capacidad de ambas prácticas para armonizar la energía y fomentar el bienestar integral. Mientras que el Reiki actúa directamente en los campos energéticos del receptor, los aceites esenciales ofrecen una vibración única que resuena con las emociones, los chakras y los estados mentales. Al combinar estas dos herramientas, el practicante crea un espacio enriquecido que amplifica el efecto de la energía universal.

El primer paso para integrar la aromaterapia en una sesión de reiki es seleccionar los aceites esenciales adecuados. Cada aceite tiene propiedades específicas que pueden influir en distintos aspectos del receptor:

- Lavanda: conocida por sus propiedades calmantes, la lavanda es ideal para reducir el estrés y la ansiedad, y promover un estado de relajación profunda.

• Eucalipto: este aceite, refrescante y purificador, es útil para despejar bloqueos energéticos y fomentar la claridad mental.

• Ylang ylang: con una fragancia floral y dulce, este aceite ayuda a equilibrar las emociones y a fomentar un estado de calma y alegría.

• Incienso: tradicionalmente asociado con prácticas espirituales, el incienso eleva la vibración energética y profundiza la conexión espiritual durante la sesión.

• Cítricos (naranja, limón, bergamota): estos aceites revitalizan la energía, aportando claridad y optimismo.

Una vez elegidos los aceites, es importante preparar el espacio para la sesión de reiki. Esto puede incluir difundir los aceites esenciales en el ambiente con un difusor, aplicarlos en velas o utilizarlos en sprays energéticos. El aroma no solo crea una atmósfera acogedora, sino que también actúa en el nivel subconsciente del receptor, ayudándolo a relajarse y a abrirse a la energía del Reiki.

Además de ambientar el espacio, los aceites esenciales pueden aplicarse directamente sobre el cuerpo del receptor. Sin embargo, es fundamental diluirlos adecuadamente en un aceite portador, como el de almendra dulce o coco, para evitar irritaciones en la piel. El practicante puede aplicar el aceite en puntos específicos, como los chakras o las sienes, realizando movimientos suaves que complementen el flujo de la energía universal.

La elección de los aceites también puede basarse en las necesidades específicas del receptor y en los chakras que requieran mayor atención. Por ejemplo:

• Chakra raíz: aceites como el cedro o el patchouli, con aromas terrosos, ayudan a fortalecer la conexión con la tierra y a promover la estabilidad.

• Chakra del corazón: el rosa geranio o el jazmín son ideales para trabajar la sanación emocional y la apertura al amor.

• Chakra corona: el incienso o el sándalo elevan la vibración y fomentan la conexión con lo divino.

La aplicación de los aceites esenciales durante la sesión de reiki también puede integrarse con técnicas específicas. Por ejemplo, el practicante puede realizar un escaneo energético mientras difunde el aroma de un aceite purificador, como el de eucalipto, para liberar bloqueos energéticos. Del mismo modo, al trabajar en un chakra específico, se puede potenciar su armonización utilizando un aceite que resuene con su vibración.

La aromaterapia no solo beneficia al receptor, sino también al practicante de reiki. Durante una sesión, la exposición a aromas equilibrantes ayuda al practicante a mantenerse centrado y a sintonizarse con la energía universal. Además, los aceites esenciales se pueden utilizar antes y después de la sesión para limpiar y proteger el campo energético del practicante.

La intención consciente es un aspecto clave a la hora de trabajar con aceites esenciales en reiki. Al preparar el espacio o al aplicar el aceite, el practicante puede establecer una intención clara, como la sanación, la relajación o el fortalecimiento de la conexión espiritual. Esta intención amplifica el efecto vibracional del aceite y lo alinea con el propósito de la sesión.

Es importante tener en cuenta que la aromaterapia no debe utilizarse de manera indiscriminada. Algunos aceites esenciales pueden no ser adecuados para ciertos receptores, especialmente para aquellos con alergias, condiciones médicas específicas o mujeres embarazadas. Siempre es recomendable consultar al receptor y realizar pruebas de sensibilidad antes de usar un aceite.

La práctica del reiki con aromaterapia no se limita a las sesiones individuales. Los aceites esenciales pueden utilizarse en sesiones grupales, en meditaciones guiadas o incluso en la limpieza energética de espacios. Por ejemplo, se puede usar un spray de limpieza elaborado con agua, aceite esencial de romero y sal marina para purificar una habitación antes de una sesión.

Al finalizar una sesión de reiki con aromaterapia, es importante cerrar el trabajo energético expresando gratitud. Agradecer a la energía universal, al receptor y a los aceites esenciales por su contribución crea un campo vibracional positivo que sostiene los efectos de la sesión.

En última instancia, la combinación de reiki y aromaterapia es una muestra de cómo las herramientas naturales pueden enriquecer nuestra práctica energética. Al trabajar con aceites esenciales, el practicante se conecta con la sabiduría inherente de las plantas y recuerda que la sanación proviene no solo de la energía universal, sino también de la relación armoniosa con el mundo natural. Esta integración no solo eleva la calidad de la práctica, sino que también abre la puerta a una experiencia más profunda y transformadora para ambas partes.

Capítulo 24.
Reiki y sonido

El sonido es una de las formas más antiguas y poderosas de trabajar con la energía. Desde los cantos sagrados hasta los instrumentos vibracionales, el sonido tiene la capacidad de influir profundamente en el cuerpo, la mente y el espíritu. Al integrarlo con el Reiki, se crea un entorno de sanación que utiliza vibraciones sonoras para amplificar y dirigir la energía universal, generando un efecto transformador tanto en el receptor como en el practicante.

El sonido actúa directamente sobre el campo energético. Su vibración penetra en los niveles físico, emocional y espiritual, ayudando a liberar bloqueos, armonizar los chakras y restaurar el equilibrio natural del cuerpo. En la práctica del Reiki, el sonido no solo complementa el flujo energético, sino que también facilita que el receptor entre en un estado profundo de relajación y receptividad.

Existen diversas herramientas sonoras que pueden emplearse en la práctica del Reiki, cada una con propiedades únicas:

• Cuencos tibetanos: estos instrumentos producen un sonido resonante que calma la mente y equilibra la energía. Al hacerlos sonar durante una sesión de reiki, sus vibraciones interactúan con los chakras, ayudando a liberar bloqueos y a sintonizar el campo energético.

• Cuencos de cristal: con una tonalidad más aguda y pura, están diseñados para trabajar en frecuencias específicas de los chakras, amplificando su vibración y facilitando su alineación.

• Campanas y cascabeles: su sonido delicado actúa como un limpiador energético, dispersando vibraciones densas y revitalizando el espacio.

• Tambores chamánicos: su ritmo constante y profundo conecta al receptor con la tierra, promoviendo un estado de arraigo y estabilidad.

• Diapasones: Estos instrumentos, sintonizados con frecuencias específicas, se aplican directamente sobre el cuerpo o en el campo energético para armonizar zonas concretas.

• La voz: el canto de mantras, vocalizaciones o tonos específicos es una herramienta poderosa en la práctica del reiki. La voz del practicante canaliza energía directamente, actuando como un puente entre el sonido y la intención.

La integración del sonido en una sesión de Reiki puede comenzar con una limpieza energética del espacio. Hacer sonar un cuenco tibetano o una campana antes de la sesión ayuda a disipar energías densas y a preparar el entorno para el trabajo energético. Este ritual inicial no solo establece un tono armónico para la práctica, sino que también facilita la conexión del practicante con la energía universal.

Durante la sesión, el sonido puede utilizarse de diversas maneras. Por ejemplo, se puede colocar un cuenco tibetano cerca del cuerpo del receptor o incluso sobre áreas específicas, como el abdomen o el pecho, mientras el practicante canaliza Reiki. La fusión de las vibraciones del cuenco con la energía del Reiki crea una experiencia multisensorial que profundiza la sanación.

Otra técnica consiste en utilizar el sonido para enfocar la energía en los chakras. Los cuencos de cristal, afinados a las frecuencias de los chakras, pueden sonar mientras el practicante trabaja en estos centros energéticos. Esta combinación potencia la alineación y la liberación de bloqueos, permitiendo que la energía fluya libremente por todo el sistema.

El canto de mantras es especialmente efectivo cuando se combina con el Reiki. Mantras como el Om, el Gayatri Mantra o el sonido del nombre de los símbolos de Reiki pueden repetirse durante la sesión, actuando como una vibración amplificadora que eleva la energía y refuerza la intención. El practicante puede cantar en voz baja o simplemente vocalizar internamente, dejando que el sonido guíe la energía hacia donde más se necesite.

La elección del sonido depende de las necesidades del receptor y de la intuición del practicante. En algunos casos, un sonido suave y constante puede ser más efectivo para inducir calma, mientras que en otros pueden ser necesarios sonidos más dinámicos, como los de un tambor o un cascabel, para movilizar la energía estancada. La capacidad del practicante para percibir las respuestas del receptor es fundamental para adaptar la experiencia de manera óptima.

El sonido no solo influye en el receptor, sino también en el practicante y en el espacio en el que se lleva a cabo la sesión. Una atmósfera cargada de armonía sonora eleva la vibración general y fortalece la conexión con la energía universal. Además, el sonido ayuda al practicante a mantener el enfoque y evitar dispersarse mentalmente durante el trabajo energético.

Al finalizar una sesión de reiki con sonido, es importante cerrar el espacio energético de manera consciente. Esto puede incluir un último toque del cuenco tibetano o una vocalización suave que simbolice la integración y el cierre del proceso. Este último gesto refuerza el trabajo realizado y crea una sensación de completitud y equilibrio.

El uso del sonido en la práctica del Reiki no se limita a las sesiones individuales. También se puede utilizar en meditaciones grupales, ceremonias o limpiezas energéticas de espacios. Por ejemplo, una meditación grupal con cuencos tibetanos y mantras crea un campo energético colectivo que amplifica los efectos del Reiki, beneficiando a todos los participantes.

Es importante tener en cuenta que el sonido, aunque es poderoso, es una herramienta complementaria en el Reiki. Su eficacia depende de la intención del practicante y de su conexión con la energía universal. Si se utiliza el sonido con respeto y propósito, su vibración será un apoyo positivo en la práctica.

En última instancia, la combinación de Reiki y sonido nos recuerda que la energía no solo se siente, sino que también puede escucharse. A través de las vibraciones sonoras, nos conectamos con las frecuencias más profundas de nuestro ser y del universo, y descubrimos que la sanación es una experiencia que trasciende lo vibracional y lo energético. Al integrar estas dos prácticas, el practicante no solo transforma su relación con el Reiki, sino también con la propia naturaleza de la energía y el sonido, que son la esencia misma de la vida.

Capítulo 25.
Reiki para el estrés

El estrés es una de las condiciones más comunes en la vida moderna, un estado que afecta tanto al cuerpo como a la mente y el espíritu. Aunque en pequeñas dosis puede ser una respuesta natural y útil ante desafíos, el estrés crónico puede convertirse en una carga que desequilibra nuestra energía vital y contribuye al desarrollo de problemas físicos, emocionales y mentales. El Reiki, con su capacidad para canalizar la energía universal hacia un estado de armonía, es una herramienta efectiva y accesible para aliviar el estrés y promover una sensación de calma y equilibrio.

El estrés se manifiesta de diversas maneras. Puede manifestarse como tensión muscular, fatiga persistente, irritabilidad, dificultad para concentrarse o incluso como una sensación constante de abrumación. A nivel energético, el estrés suele manifestarse como bloqueos o desequilibrios en los chakras, especialmente en el plexo solar, el corazón y la garganta. El Reiki actúa directamente en estos niveles, ayudando a liberar las energías acumuladas y restaurando el flujo natural del ki.

La práctica del Reiki para el estrés comienza con la preparación del practicante. Antes de trabajar con un receptor, es fundamental que el practicante esté centrado y conectado con la energía universal. Esto se logra mediante ejercicios de respiración consciente, meditación o breves auto-tratamientos. Este estado de equilibrio garantiza que el practicante actúe como un canal limpio y eficiente para la energía universal.

Cuando se aplica Reiki para aliviar el estrés, la intención es fundamental. El practicante establece una intención clara de promover la relajación, liberar tensiones y restaurar el equilibrio.

Esta intención no solo guía el flujo de energía, sino que también crea un espacio seguro y acogedor para la persona receptora.

Las posiciones de las manos son esenciales en una sesión de Reiki para el estrés. Aunque cada sesión debe adaptarse a las necesidades específicas del receptor, las áreas clave suelen incluir:

• Cabeza: colocar las manos en la frente o las sienes ayuda a calmar la mente y a reducir los pensamientos repetitivos o intrusivos.

• Plexo solar: este centro energético, asociado con el autocontrol y el poder personal, suele verse afectado en mayor medida por el estrés. Trabajar en esta área ayuda a liberar la tensión acumulada y a restaurar la confianza.

• Corazón: colocar las manos sobre el pecho fomenta la apertura emocional y ayuda a aliviar el peso de las emociones reprimidas, como la tristeza o el miedo.

• Hombros y cuello: Estas áreas suelen acumular tensión física debido al estrés. Aplicar Reiki aquí no solo libera esta tensión, sino que también proporciona una sensación de alivio y descanso físico.

Además de la posición de las manos, la respiración juega un papel crucial en el reiki para el estrés. Iniciar la sesión con ejercicios de respiración profunda ayuda a calmar el sistema nervioso y a preparar el cuerpo para recibir la energía. Por ejemplo, una técnica efectiva es la respiración 4-7-8: se inhala durante cuatro segundos, se sostiene la respiración durante siete segundos y se exhala lentamente durante ocho segundos.

El uso de herramientas complementarias, como aceites esenciales o música relajante, puede enriquecer la experiencia del receptor. Aromas como la lavanda, el incienso o la manzanilla potencian el efecto calmante del Reiki, mientras que sonidos suaves como cuencos tibetanos o música ambiental ayudan a crear un ambiente propicio para la relajación.

Una sesión de reiki para el estrés no solo proporciona alivio inmediato, sino que también tiene efectos acumulativos con la práctica regular. A medida que el receptor recibe más sesiones, su sistema energético se fortalece, lo que le permite manejar el estrés diario con mayor resiliencia. Muchas personas informan de que, con el tiempo, el Reiki no solo reduce los síntomas del estrés, sino que también transforma su relación con las fuentes de tensión, promoviendo una perspectiva más equilibrada y consciente.

El Reiki también puede integrarse en una rutina personal para gestionar el estrés. El autotratamiento diario, incluso si solo se dedican unos minutos a trabajar en áreas como la cabeza o el plexo solar, puede ser una herramienta muy eficaz para mantener el equilibrio energético y prevenir la acumulación de tensiones.

En situaciones de estrés agudo, como antes de un evento importante o durante una crisis, el Reiki puede actuar como un recurso inmediato para encontrar calma y claridad. Incluso una sesión breve de entre cinco y diez minutos puede marcar una diferencia significativa, ya que ayuda a restaurar el enfoque y a reducir la ansiedad.

Es importante tener en cuenta que el Reiki no sustituye a otros enfoques médicos o psicológicos para el manejo del estrés, sino que actúa como un complemento que potencia su efectividad. Por ejemplo, puede combinarse con técnicas como la meditación, el yoga o la terapia cognitivo-conductual para crear un enfoque integral hacia el bienestar.

El impacto del Reiki en el estrés no se limita al nivel individual. Cuando una persona reduce su estrés y equilibra su energía, esta transformación positiva se extiende a su entorno, mejorando las dinámicas familiares, laborales y sociales. En este sentido, el Reiki no solo es una herramienta de sanación personal, sino también un catalizador para la armonía colectiva.

Al finalizar una sesión de reiki para el estrés, es fundamental integrar el trabajo realizado. Esto puede incluir una breve reflexión con la persona tratada sobre cómo se siente, así como sugerencias para mantener el estado de relajación alcanzado. Practicar la gratitud, tanto hacia la energía universal como hacia el momento compartido, refuerza los efectos positivos de la sesión.

En última instancia, el Reiki para el estrés nos recuerda que, aunque no siempre podemos controlar las circunstancias externas, sí podemos cuidar de nuestra energía interna. Al utilizar esta práctica como herramienta de relajación y equilibrio, encontramos un anclaje en medio del caos y nos conectamos con la paz y la serenidad que siempre están disponibles en nuestro interior. Este acto de autocuidado y sanación no solo transforma nuestro bienestar, sino también nuestra capacidad para afrontar la vida con calma, claridad y confianza.

Capítulo 26.
Reiki para la ansiedad

La ansiedad es una condición que afecta a millones de personas y se manifiesta en una combinación de inquietud emocional, pensamientos acelerados y síntomas físicos como tensión muscular, sudoración o dificultad para respirar. A nivel energético, la ansiedad se percibe como un desequilibrio o un flujo irregular en los campos energéticos, especialmente en los chakras del plexo solar, el corazón y el tercer ojo. El Reiki, con su capacidad para canalizar la energía universal, actúa como un bálsamo que calma la mente, relaja el cuerpo y restaura el equilibrio en el sistema energético.

El Reiki no busca suprimir la ansiedad, sino trabajar en sus raíces energéticas. En muchos casos, la ansiedad es una respuesta a pensamientos o emociones atrapados, experiencias no procesadas o una desconexión entre el ser interior y el presente. Al canalizar Reiki hacia estas áreas, se crea un espacio donde las tensiones pueden liberarse y el receptor puede encontrar calma y claridad.

Una sesión de reiki para la ansiedad comienza con la preparación del receptor y del practicante. El receptor debe estar cómodo, ya sea acostado o sentado en una posición relajada, mientras que el practicante se centra a través de la respiración consciente o una breve meditación. Este momento inicial crea un ambiente de seguridad y confianza, algo esencial para trabajar con la ansiedad.

La posición de las manos es importante en una sesión enfocada en la ansiedad. Aunque cada sesión debe personalizarse según las necesidades del receptor, algunas áreas clave incluyen:

• Cabeza: colocar las manos sobre la frente, las sienes o el tercer ojo ayuda a calmar la mente y a reducir los pensamientos intrusivos. Esta posición es especialmente útil para aliviar el «ruido mental» asociado a la ansiedad.

• Plexo solar: este chakra, ubicado en la parte superior del abdomen, suele estar hiperactivo en personas con ansiedad. Trabajar en esta área ayuda a liberar tensiones relacionadas con el control, el miedo y la autoconfianza.

• Corazón: el chakra del corazón puede verse afectado por la ansiedad emocional. Canalizar reiki hacia esta área fomenta la apertura, la sanación emocional y la conexión con el amor propio.

• Raíz: este chakra, ubicado en la base de la columna, proporciona estabilidad y arraigo. Trabajar en esta área ayuda a las personas ansiosas a sentirse más conectadas con la tierra y el presente.

El uso de herramientas complementarias puede enriquecer la experiencia. Los aceites esenciales, como la lavanda, el incienso o el ylang ylang, difundidos en el ambiente o aplicados en las muñecas, potencian la relajación. La música suave o los cuencos tibetanos también pueden ayudar a los receptores a alcanzar un estado de calma profunda.

Una técnica particularmente efectiva en el Reiki para tratar la ansiedad es el escaneo energético intuitivo. Al pasar las manos lentamente por el cuerpo del receptor sin contacto físico, el practicante puede identificar áreas de tensión o bloqueos. Estas áreas suelen corresponder a los puntos donde la ansiedad se ha acumulado energéticamente, por lo que enfocarse en ellas durante la sesión facilita la liberación y el equilibrio.

El papel de la respiración no debe subestimarse. Antes o durante la sesión, guiar al receptor a través de ejercicios de respiración consciente ayuda a calmar el sistema nervioso y a abrir los canales energéticos. Una técnica simple y efectiva es la respiración 4-4-4-4, también conocida como respiración cuadrada: se inhala durante cuatro segundos, se sostiene la respiración durante cuatro segundos, se exhala durante cuatro segundos y se mantiene la exhalación durante otros cuatro segundos antes de repetir.

La duración de la sesión puede variar en función del nivel de ansiedad del receptor y su capacidad para relajarse. Algunas personas pueden necesitar sesiones más cortas y frecuentes, mientras que otras se benefician de sesiones más largas. En cualquier caso, la intuición del practicante es fundamental para determinar el ritmo y la intensidad adecuados.

El Reiki no solo ayuda a aliviar los síntomas inmediatos de la ansiedad, sino que también tiene efectos acumulativos. Con sesiones regulares, la persona puede desarrollar una mayor resiliencia frente a los desencadenantes de ansiedad y aprender a manejar el estrés de manera más efectiva. Muchas personas que lo practican afirman que, con el tiempo, el Reiki les ayuda a sentirse más centrados, conectados y en paz consigo mismos.

Además de las sesiones individuales, el autotratamiento es una herramienta valiosa para las personas que sufren ansiedad. Aprender a canalizar Reiki hacia uno mismo permite abordar los síntomas en el momento en que surgen, ofreciendo un alivio inmediato y fortaleciendo la autoconfianza. Incluso dedicar unos minutos al día al plexo solar o al corazón puede marcar una diferencia significativa.

El Reiki para la ansiedad no se limita al trabajo individual. También puede aplicarse en grupos, por ejemplo, en meditaciones guiadas o círculos de sanación. En estos entornos, el campo energético colectivo amplifica el efecto del Reiki, creando un espacio poderoso para la liberación y la transformación.

Es importante tener en cuenta que, aunque el Reiki es una herramienta eficaz para manejar la ansiedad, no sustituye a la atención médica o psicológica cuando es necesaria. Sin embargo, puede complementar eficazmente otros enfoques terapéuticos, potenciando sus beneficios y promoviendo un enfoque integral hacia el bienestar.

El cierre de una sesión de reiki para la ansiedad es tan importante como su inicio. Al finalizar, es útil dedicar unos momentos a integrar el trabajo realizado, ya sea a través de una breve reflexión, un ejercicio de gratitud o una visualización de luz protectora que envuelva al receptor. Este paso asegura que el receptor salga de la sesión sintiéndose seguro, apoyado y fortalecido.

En última instancia, la práctica del Reiki para la ansiedad nos recuerda la importancia de reconectar con el momento presente y con nuestra esencia. Al trabajar con la energía universal, creamos un espacio donde la calma y la claridad pueden reemplazar el miedo y la inquietud, y permitimos que el receptor encuentre equilibrio y serenidad en medio de las exigencias de la vida diaria. Este proceso no solo alivia los síntomas, sino que también fomenta una transformación profunda y duradera, recordándonos que, incluso en los momentos más oscuros, siempre está disponible la luz de la sanación.

Capítulo 27.
Reiki para el dolor físico

El dolor físico es una señal de que el cuerpo está experimentando un desequilibrio, ya sea a causa de una lesión, una enfermedad, tensión acumulada o incluso bloqueos emocionales que se reflejan en el nivel corporal. Aunque este estado es desagradable, también es una oportunidad para escuchar las necesidades profundas del organismo. En la práctica del Reiki, el dolor físico no se trata como un enemigo, sino como una manifestación que puede suavizarse y equilibrarse a través de la energía universal. El Reiki actúa como una herramienta poderosa para aliviar el dolor, ya que promueve la relajación y la sanación.

La aplicación del Reiki para el dolor físico se basa en su capacidad para restaurar el flujo natural de energía en el cuerpo. Cuando hay dolor, el flujo energético en esa área suele estar bloqueado o desequilibrado. Al canalizar Reiki hacia esa zona, se disuelve la congestión energética, se fomenta la regeneración celular y se consigue una sensación de alivio y bienestar.

El primer paso para trabajar con el dolor físico en Reiki es la preparación tanto del receptor como del practicante. El receptor debe encontrarse en una posición cómoda, ya sea acostado o sentado, y permitir que el cuerpo se relaje por completo. El practicante, por su parte, debe conectar con la energía universal mediante la respiración consciente o una breve meditación, y asegurarse de que su canal sea limpio y efectivo para la energía.

Durante la sesión, el practicante dirige la energía Reiki directamente a la zona afectada. La posición de las manos se adapta a la parte del cuerpo donde se siente el dolor. Por ejemplo:

Para los dolores de cabeza o las migrañas, las manos se colocan sobre la frente, las sienes o la base del cráneo.

- En el caso de tensiones musculares o lesiones en el cuello y los hombros, el practicante puede trabajar en esas áreas específicas, complementando el tratamiento con trabajo en el chakra del corazón para liberar las tensiones emocionales asociadas.
- Para dolores en las articulaciones, como rodillas o codos, las manos se colocan alrededor de la articulación para canalizar la energía hacia el centro del dolor.

Si la persona siente incomodidad con el contacto directo, el practicante puede trabajar a unos centímetros de distancia, permitiendo que la energía fluya sin tocar la piel. Esta técnica es igualmente efectiva y respeta las preferencias del receptor.

Además de la zona afectada, es importante trabajar los chakras y los puntos energéticos relacionados. Por ejemplo, un dolor lumbar puede estar asociado con desequilibrios en el chakra raíz, mientras que el dolor en las manos o brazos puede estar conectado con el chakra del corazón. Al abordar tanto la manifestación física como sus posibles causas energéticas, el Reiki proporciona un alivio integral.

La respiración consciente puede complementar la sesión. El practicante puede guiar al receptor para que inhale profundamente, visualizando cómo la energía universal fluye hacia el área de dolor, y exhale liberando cualquier tensión o bloqueo acumulado. Este ejercicio potencia el flujo de Reiki y ayuda al receptor a involucrarse activamente en el proceso de sanación.

En algunos casos, el dolor físico puede tener un componente emocional subyacente. Las emociones reprimidas, como el estrés, el miedo o la tristeza, pueden manifestarse como tensiones físicas o dolencias crónicas. Durante la sesión, el practicante puede percibir estas energías a través de sensaciones intuitivas, como calor, hormigueo o imágenes mentales. Sin emitir juicios ni diagnósticos, el practicante canaliza Reiki hacia estas emociones y permite que sean reconocidas y liberadas.

El uso de herramientas complementarias, como cristales o aceites esenciales, puede enriquecer la experiencia. Por ejemplo, se puede colocar cuarzo transparente o amatista sobre la zona afectada para amplificar la energía, mientras que aceites como el de menta o eucalipto, aplicados en forma diluida, ofrecen un alivio adicional del dolor muscular o articular.

Una técnica avanzada de Reiki para el dolor físico es el barrido energético. En esta técnica, el practicante pasa las manos por encima del cuerpo del receptor mientras visualiza cómo se «extraen» las energías densas o bloqueadas de la zona afectada. Esta técnica puede realizarse al inicio de la sesión para preparar el área o al final como cierre energético.

El Reiki para el dolor físico también tiene un impacto a largo plazo. Aunque algunas personas experimentan alivio inmediato después de una sesión, los beneficios acumulativos de recibir Reiki con regularidad son notables. Con el tiempo, el sistema energético del receptor se fortalece, lo que no solo ayuda a reducir la recurrencia del dolor, sino que también mejora su capacidad de recuperación y resiliencia frente a futuros desafíos físicos.

El autotratamiento es otra herramienta valiosa para controlar el dolor físico. Aprender a canalizar Reiki hacia las zonas doloridas permite a las personas tomar un papel activo en su sanación. Incluso dedicar unos minutos al día a trabajar en una zona específica puede marcar una gran diferencia en el alivio del dolor y la mejora del bienestar general.

Es importante destacar que el Reiki no sustituye a la atención médica profesional, especialmente en casos de lesiones graves o enfermedades crónicas. Sin embargo, actúa como un complemento efectivo que potencia los tratamientos convencionales, aliviando los síntomas y mejorando el estado energético y emocional del receptor.

Al finalizar una sesión de reiki para el dolor físico, es fundamental cerrar con una intención de integración y gratitud. Visualizar cómo la energía fluye armoniosamente a través del cuerpo del receptor refuerza el trabajo realizado y genera una sensación de equilibrio y plenitud.

En última instancia, el Reiki para el dolor físico no solo aborda los síntomas, sino que también invita al receptor a reconectarse con su cuerpo y su energía de una manera más consciente. Este enfoque holístico no solo proporciona alivio, sino también una comprensión más profunda de las causas subyacentes del dolor, lo que promueve una sanación duradera y transformadora. Al trabajar con la energía universal, el receptor no solo encuentra alivio, sino también una renovada conexión con su capacidad innata de autocuración.

Capítulo 28.
Reiki para dormir

El sueño es una necesidad fundamental para el bienestar físico, mental y emocional. Durante el descanso, el cuerpo se regenera, la mente procesa experiencias y el sistema energético se equilibra. Sin embargo, muchas personas tienen dificultades para dormir, ya sea por insomnio, sueños interrumpidos o por no poder relajarse lo suficiente antes de acostarse. En este contexto, el Reiki emerge como una herramienta eficaz para promover un sueño reparador y equilibrado.

El Reiki actúa directamente sobre los sistemas energéticos relacionados con el sueño, aliviando la tensión, calmar la mente y restableciendo el equilibrio natural del cuerpo. Al canalizar energía universal hacia las áreas afectadas, el Reiki no solo facilita la relajación, sino que también aborda las causas subyacentes de los problemas de sueño, como el estrés, la ansiedad o los desequilibrios emocionales.

Para garantizar un efecto profundo y duradero, es fundamental prepararse adecuadamente para una sesión de Reiki enfocada en el sueño. Si el receptor tiene dificultades para dormir, se recomienda programar la sesión por la tarde o por la noche, de modo que pueda aprovechar el estado de relajación para acostarse directamente después. El ambiente debe ser cómodo, tranquilo y oscuro o con una luz tenue, imitando las condiciones ideales para el descanso.

Durante la sesión, el practicante se centra en las áreas del cuerpo y los chakras que afectan directamente al sueño:
• Cabeza y tercer ojo: colocar las manos sobre la frente o el entrecejo ayuda a calmar los pensamientos intrusivos y fomenta la tranquilidad mental.

• Corazón: trabajar en el chakra del corazón libera tensiones emocionales que pueden dificultar la relajación.

• Plexo solar: este chakra, asociado con el estrés y la autoconfianza, puede beneficiarse de la energía Reiki para liberar bloqueos relacionados con preocupaciones o miedos.

• Raíz: el chakra raíz, ubicado en la base de la columna, promueve una sensación de estabilidad y arraigo que es esencial para un sueño reparador.

Además de estas áreas clave, el Reiki puede aplicarse en todo el cuerpo con movimientos lentos y fluidos para inducir una relajación profunda. Este enfoque holístico asegura que todos los sistemas energéticos del receptor trabajen en armonía para facilitar el sueño.

La respiración consciente es un complemento valioso en el Reiki para dormir. Antes o durante la sesión, guiar al receptor a través de ejercicios de respiración profunda ayuda a reducir la actividad del sistema nervioso simpático, responsable de la respuesta al estrés, y a activar el sistema nervioso parasimpático, que promueve la relajación. Una técnica sencilla es la respiración 4-7-8: se inhala durante cuatro segundos, se mantiene la respiración durante siete segundos y se exhala lentamente durante ocho segundos.

El uso de herramientas adicionales, como cristales o aceites esenciales, puede potenciar los efectos del Reiki en el sueño. Por ejemplo, se pueden colocar cristales como la amatista, conocida por sus propiedades calmantes, o el cuarzo rosa, asociado con la sanación emocional, cerca del receptor durante la sesión. Los aceites esenciales, como la lavanda, la manzanilla o el sándalo, pueden difundirse en el ambiente o aplicarse en puntos clave del cuerpo para crear una atmósfera de serenidad que facilita el descanso.

El Reiki también puede integrarse en la rutina nocturna del receptor. Por ejemplo, el autotratamiento antes de dormir es una práctica sencilla pero efectiva para preparar el cuerpo y la mente para el descanso. Colocar las manos en áreas como la frente, el pecho o el abdomen durante unos minutos permite canalizar la energía universal hacia los sistemas energéticos que necesitan equilibrio.

Otra opción es utilizar Reiki para armonizar el ambiente del sueño. Canalizar energía hacia la cama, las almohadas o incluso la habitación en su totalidad ayuda a limpiar el espacio de energías residuales y a crear un entorno propicio para el descanso. Visualizar una luz suave envolviendo el área de descanso refuerza esta intención, promoviendo un sueño más profundo y reparador.

En algunos casos, las dificultades para dormir pueden estar relacionadas con emociones no procesadas o patrones mentales recurrentes. Durante la sesión, el practicante puede percibir estas energías a través de sensaciones intuitivas, como calor intenso en ciertas áreas o una resistencia en el flujo energético. Sin emitir diagnósticos, el practicante canaliza Reiki hacia estas áreas, ayudando al receptor a liberar las cargas emocionales que pueden estar interfiriendo con su capacidad para descansar.

El Reiki también es efectivo para abordar problemas de sueño en niños, que pueden experimentarlos debido a miedos nocturnos o cambios en su rutina. Las sesiones de reiki para niños son más cortas y están adaptadas a su sensibilidad, y se utilizan posiciones suaves de las manos y técnicas lúdicas para promover una experiencia positiva.

Para quienes sufren insomnio crónico o problemas de sueño graves, el Reiki puede complementar otros enfoques terapéuticos, como la terapia cognitivo-conductual para el insomnio (TCCI) o la meditación mindfulness. Aunque no reemplaza la atención médica profesional, el Reiki amplifica los beneficios de estas terapias al trabajar en los niveles energético y emocional.

El cierre de una sesión de Reiki para el sueño es un momento importante para integrar la energía canalizada. El practicante puede sellar el trabajo visualizando una luz protectora alrededor del receptor e intuyendo una intención de descanso profundo y reparador. También es útil sugerir al receptor que se tome unos minutos después de la sesión para reflexionar o escribir cualquier sensación o pensamiento que haya surgido, lo que le ayuda a procesar la experiencia.

En última instancia, la práctica de reiki para dormir nos recuerda que el descanso no solo es una necesidad biológica, sino también un estado de equilibrio y conexión con uno mismo. Al utilizar esta práctica para restaurar el flujo natural de energía, creamos un espacio donde el cuerpo, la mente y el espíritu pueden renovarse por completo. El Reiki no solo facilita el sueño, sino que también nos ayuda a despertar en un estado de mayor bienestar y claridad, listos para afrontar los desafíos del nuevo día.

Capítulo 29.
Reiki en el embarazo

El embarazo es una etapa profundamente transformadora en la vida de una mujer, marcada por cambios físicos, emocionales y energéticos. Durante este periodo, no solo la madre experimenta estas transformaciones, sino que también el bebé, en su desarrollo, está profundamente influenciado por las energías que lo rodean. El Reiki, con su capacidad para equilibrar y armonizar la energía, es una herramienta invaluable para acompañar este proceso, ya que proporciona apoyo tanto a la madre como al bebé en cada etapa del embarazo.

El Reiki no solo ayuda a aliviar los malestares físicos comunes, como náuseas, dolores de espalda o fatiga, sino que también promueve un estado de calma emocional, fomenta una conexión más profunda entre la madre y el bebé y crea un ambiente energético que favorece un desarrollo saludable. Además, la práctica de reiki durante el embarazo es completamente segura, no invasiva y se adapta a las necesidades únicas de cada mujer.

Antes de comenzar una sesión de reiki con una mujer embarazada, es fundamental que el practicante tenga en cuenta el estado físico y emocional de la madre. Las sesiones deben ser suaves y centrarse en proporcionar confort y relajación. La posición de la madre durante la sesión es especialmente importante; muchas mujeres se sienten más cómodas recostándose de lado o sentándose en una silla con apoyo, dependiendo de la etapa del embarazo.

Durante la sesión, el practicante trabaja en áreas clave del cuerpo relacionadas con el bienestar de la madre y el bebé:

• Cabeza y cuello: Estas zonas ayudan a aliviar el estrés mental y a calmar la mente, lo que resulta especialmente útil en momentos de ansiedad o preocupación por el proceso del embarazo o el parto.

• Corazón: el chakra del corazón conecta profundamente a la madre con su bebé. Trabajar en esta área fomenta una sensación de amor incondicional y una conexión emocional más fuerte entre ambos.

• Abdomen: canalizar Reiki hacia el vientre crea un espacio de energía armoniosa para el bebé, lo que promueve su bienestar y desarrollo. Es importante trabajar esta área con suavidad y cuidado, respetando cualquier sensación o preferencia de la madre.

• Espalda y caderas: estas zonas suelen acumular tensiones debido al peso adicional y a los cambios físicos del embarazo. El Reiki alivia los dolores y fomenta una sensación de estabilidad y apoyo.

La respiración consciente durante la sesión potencia los efectos del Reiki. Guiar a la madre para que inhale profundamente, visualizando cómo la energía universal fluye hacia su cuerpo y el de su bebé, y exhale cualquier tensión o incomodidad crea un estado de relajación profunda y receptividad.

Además de los beneficios físicos y emocionales, el Reiki también ayuda a abordar los aspectos energéticos del embarazo. Por ejemplo, algunas mujeres pueden experimentar miedos relacionados con el parto, preocupaciones sobre su capacidad para ser madres o tensiones acumuladas por experiencias pasadas. Durante la sesión, el practicante canaliza Reiki hacia estos patrones energéticos, ayudando a liberarlos y a establecer un campo energético que genera confianza y empoderamiento.

El Reiki también es una herramienta muy eficaz para preparar a la madre para el parto. A medida que se acerca la fecha, las sesiones pueden enfocarse en promover la calma, fortalecer la confianza y equilibrar la energía de los chakras relacionados con la seguridad (raíz), la creatividad (sacro) y la fuerza personal (plexo solar). Este trabajo energético no solo beneficia a la madre, sino que también crea un ambiente vibracional positivo para el parto.

La influencia del Reiki en el embarazo no se limita a las sesiones individuales. Las madres pueden aprender técnicas básicas de autotratamiento para practicar Reiki en casa y dedicar unos minutos al día a canalizar energía hacia su corazón y su vientre. Esta práctica no solo ayuda a mantener el equilibrio energético, sino que también refuerza el vínculo emocional con el bebé.

El Reiki también puede involucrar a la pareja o a otros miembros de la familia. Enseñar a la pareja a canalizar energía hacia la madre y el bebé crea una experiencia compartida de apoyo y conexión. Esto no solo fortalece la relación de pareja, sino que también proporciona un entorno amoroso y armonioso para el desarrollo del bebé.

Además del embarazo, el Reiki puede ser útil en el periodo posterior al parto. Las sesiones ayudan a la madre a recuperarse físicamente, a procesar las emociones asociadas al parto y a equilibrar su energía mientras se adapta a las demandas de la maternidad. También pueden utilizarse para apoyar la lactancia, canalizando energía hacia el pecho y el plexo solar para fomentar un flujo energético saludable.

Es importante tener en cuenta que el Reiki no sustituye la atención médica durante el embarazo, sino que complementa el bienestar de la madre y el bebé. Antes de comenzar cualquier sesión, es recomendable que la madre consulte con su médico, especialmente si tiene complicaciones específicas durante el embarazo.

El cierre de una sesión de reiki con una mujer embarazada es un momento significativo. Visualizar una luz protectora que envuelve a la madre y al bebé refuerza la intención de equilibrio y armonía. También es útil dedicar unos minutos a reflexionar sobre la experiencia y expresar gratitud hacia la energía universal por el apoyo recibido.

En última instancia, el Reiki en el embarazo no solo alivia los malestares y las tensiones, sino que también proporciona un espacio para que la madre y el bebé florezcan juntos, en cuerpo, mente y espíritu. Esta práctica fomenta una conexión más profunda, un estado de calma y un entorno energético positivo que apoya la vida en su etapa más sagrada y transformadora. Al integrar el Reiki en el embarazo, honramos el milagro de la vida y el poder inherente de la energía universal para nutrir, sanar y guiar este proceso único.

Capítulo 30.
Reiki y enfermedades crónicas

Las enfermedades crónicas suponen un desafío tanto físico como emocional para quienes las sufren. Estas condiciones, que suelen ser prolongadas y difíciles de manejar, afectan no solo al cuerpo, sino también a la mente, el estado emocional y el espíritu de la persona. En este contexto, el Reiki se presenta como una práctica complementaria que no sustituye la atención médica, sino que ofrece un apoyo integral para aliviar síntomas, equilibrar la energía y fomentar un bienestar más amplio y duradero.

El Reiki no trata de curar directamente las enfermedades crónicas, sino de trabajar en los niveles energéticos para abordar los desequilibrios subyacentes y proporcionar alivio. Al canalizar la energía universal, el Reiki ayuda a liberar bloqueos, estimular el flujo energético y promover un estado de calma y fortaleza interna. Esto puede mejorar la calidad de vida de la persona y complementar los tratamientos convencionales, ya que trabaja en sincronía con el cuerpo y la mente.

Cada enfermedad crónica es única, al igual que la experiencia de cada persona con ella. Antes de una sesión de reiki, es importante que el practicante comprenda las necesidades específicas del receptor. Esto incluye saber si existen limitaciones físicas, áreas sensibles o consideraciones emocionales que deban tenerse en cuenta. Este enfoque personalizado garantiza que la sesión sea segura, cómoda y efectiva.

Durante la sesión, el Reiki se enfoca en áreas específicas del cuerpo relacionadas directamente con la afección crónica, así como en los chakras que pueden estar desequilibrados. Por ejemplo:

- Cabeza y tercer ojo: trabajar en estas áreas es útil para aliviar la ansiedad, la fatiga mental y los pensamientos intrusivos que suelen ir asociados a las enfermedades crónicas.
- Corazón: canalizar energía hacia el chakra del corazón ayuda a liberar emociones reprimidas, como la tristeza o el miedo, y a fomentar el amor propio y la aceptación.
- Plexo solar: este centro energético está relacionado con la fuerza de voluntad y el poder personal. Equilibrarlo es crucial para ayudar al receptor a afrontar los desafíos de una enfermedad crónica con confianza y resiliencia.
- Área afectada: si la enfermedad crónica afecta a una parte específica del cuerpo, como las articulaciones, los pulmones o el sistema digestivo, se puede canalizar Reiki directamente hacia esa zona para aliviar el malestar y promover la sanación energética.

La intensidad y el ritmo de la sesión dependen de la sensibilidad y del estado del receptor. Algunas personas con enfermedades crónicas pueden sentirse fácilmente agotadas, por lo que las sesiones más cortas y suaves son ideales en estos casos. El practicante debe estar atento a las señales del receptor y ajustar la práctica según sus necesidades y preferencias.

La respiración consciente es una herramienta muy útil durante la sesión. Guiar al receptor a inhalar profundamente mientras imagina cómo la energía universal fluye hacia su cuerpo y a exhalar liberando cualquier tensión o malestar facilita la relajación y refuerza el impacto del Reiki. Este ejercicio no solo proporciona un alivio inmediato, sino que también empodera al receptor para que participe activamente en su proceso de sanación.

El Reiki también puede abordar los aspectos emocionales y espirituales de vivir con una enfermedad crónica. Estas condiciones a menudo generan sentimientos de frustración, impotencia o desconexión espiritual. Al trabajar en estos niveles, el Reiki ayuda a restaurar el equilibrio interno y a encontrar un sentido de propósito y paz, incluso en medio de los desafíos.

El impacto acumulativo del Reiki es especialmente relevante en el manejo de estas enfermedades. Con sesiones regulares, el sistema energético del receptor se fortalece, lo que no solo puede aliviar los síntomas, sino también mejorar su respuesta al tratamiento médico. Muchos practicantes informan de una mayor sensación de bienestar, menos episodios de dolor y una mejor capacidad para manejar el estrés después de integrar el Reiki en su rutina de cuidados.

El autotratamiento es otra herramienta muy útil para las personas con enfermedades crónicas. Aprender a canalizar Reiki hacia su propio cuerpo les permite aliviar los síntomas cuando surgen y mantener un equilibrio energético diario. Incluso dedicar unos minutos al día al autotratamiento puede marcar una gran diferencia en la calidad de vida.

Además de trabajar con el receptor, el Reiki también puede involucrar a las personas cuidadoras. Las personas que cuidan a personas con enfermedades crónicas a menudo experimentan estrés y desgaste emocional. Ofrecer sesiones de Reiki a los cuidadores no solo les proporciona alivio, sino que también refuerza su capacidad para brindar apoyo desde un lugar de equilibrio y fortaleza.

El Reiki para enfermedades crónicas no se limita al cuerpo físico. También puede aplicarse mediante prácticas como la limpieza energética de espacios, que ayuda a crear un entorno más armonioso y libre de energías densas. Esto es particularmente útil en hogares donde la atención médica y el cuidado constante forman parte de la rutina diaria.

Es importante destacar que el Reiki no sustituye a la atención médica profesional. Su propósito es complementar los tratamientos convencionales, trabajando en los niveles energético, emocional y espiritual para apoyar un enfoque integral hacia el bienestar. Antes de comenzar cualquier sesión, es fundamental que el receptor informe a su médico y obtenga su aprobación, especialmente si la enfermedad implica tratamientos delicados o contraindicaciones específicas.

El cierre de una sesión de reiki en el contexto de una enfermedad crónica es un momento importante para sellar el trabajo realizado. Visualizar una luz protectora que envuelve al receptor y establecer una intención de bienestar continuo refuerza los efectos de la sesión. También es útil que el receptor reflexione brevemente y comparta cómo se siente y cualquier experiencia que haya tenido durante la sesión.

En última instancia, el Reiki para enfermedades crónicas no solo alivia el dolor y el malestar, sino que también ofrece un espacio de conexión, esperanza y transformación. Al canalizar la energía universal, el receptor redescubre su propia capacidad de sanación, su conexión con el flujo natural de la vida y su fortaleza interna para afrontar los desafíos con serenidad y resiliencia. Este enfoque holístico nos recuerda que, incluso en medio de las dificultades, la energía universal está siempre disponible para guiarnos hacia un estado de mayor equilibrio y bienestar.

Capítulo 31.
Reiki en el duelo

El duelo es una experiencia profundamente humana, una respuesta natural a la pérdida que afecta a todos los niveles del ser: físico, emocional, mental y espiritual. Ya sea por la pérdida de un ser querido, el fin de una relación o el cierre de una etapa significativa, el duelo es un proceso que puede ser transformador, pero también desgarrador. En este contexto, el Reiki se presenta como un recurso suave y poderoso que apoya al individuo en cada etapa del duelo, proporcionando consuelo, sanación y un sentido de conexión en medio del dolor.

El Reiki no elimina el dolor del duelo, ya que este forma parte del proceso de sanación. Sin embargo, actúa como un bálsamo que ayuda a liberar emociones atrapadas, a equilibrar la energía y a proporcionar una sensación de paz en momentos de intensa turbulencia emocional. Además, ofrece un espacio sagrado donde el receptor puede experimentar sus emociones sin juicio, permitiendo que el proceso del duelo siga su curso natural.

Antes de comenzar una sesión de reiki para el duelo, es fundamental que el practicante adopte una postura de empatía y escucha activa. Las personas en duelo pueden estar emocionalmente frágiles y cada una vive su proceso de manera única. Crear un ambiente seguro y acogedor es esencial para que el receptor se sienta cómodo al abrirse a la energía del Reiki.

Durante la sesión, el Reiki se enfoca en las áreas específicas que suelen verse afectadas durante el proceso de duelo:
• Corazón: el chakra del corazón es el centro emocional y a menudo el que más se ve afectado por la pérdida. Trabajar en esta área ayuda a liberar la tristeza, a procesar el dolor emocional y a fomentar un sentido de amor y compasión hacia uno mismo.

- Garganta: este chakra está relacionado con la expresión. Al canalizar Reiki hacia la garganta, se facilita la comunicación de las emociones, ya sea a través de palabras o lágrimas, lo que permite liberar la energía acumulada.
- Cabeza y tercer ojo: estas áreas ayudan a calmar la mente y a disipar pensamientos repetitivos o autocríticos que pueden surgir durante el proceso. También fomentan la claridad y la conexión con la intuición.
- Raíz: este chakra proporciona estabilidad y arraigo, esenciales para quienes sienten que la pérdida ha desequilibrado su vida.

El ritmo de la sesión debe ser suave y respetuoso. Es posible que la persona receptora experimente emociones intensas durante la sesión, como lágrimas o un sentimiento de liberación. Estas reacciones son normales y reflejan la profundidad del trabajo energético. El practicante debe sostener el espacio con serenidad y permitir que la energía fluya donde más se necesita.

Además de trabajar en áreas específicas, el Reiki también puede utilizarse para liberar bloqueos energéticos que surgen del duelo. Estas tensiones pueden manifestarse en forma de dolores físicos, fatiga o un sentido de estancamiento emocional. El escaneo energético intuitivo es una técnica útil para identificar estas áreas y guiar al practicante hacia los lugares donde la energía está desequilibrada.

La respiración consciente es una herramienta valiosa en el Reiki para afrontar el duelo. Al guiar al receptor para que respire profundamente mientras recibe Reiki, se facilita la liberación de emociones atrapadas y se promueve un estado de calma. Una técnica efectiva consiste en visualizar que cada inhalación llena el cuerpo de energía universal, mientras que cada exhalación libera el peso del dolor y las tensiones acumuladas.

El Reiki para el duelo también puede incorporar herramientas complementarias, como cristales o aceites esenciales. Por ejemplo, se puede colocar cerca del receptor durante la sesión el cuarzo rosa, asociado con la sanación emocional, o la amatista, que fomenta la calma y la claridad. Los aceites esenciales, como la lavanda o el incienso, difundidos en el ambiente, crean una atmósfera de serenidad que favorece el proceso de sanación.

Además de las sesiones individuales, el Reiki puede ser una herramienta útil para trabajar con el entorno energético del receptor. Canalizar Reiki hacia espacios importantes, como el hogar o el lugar donde ocurrió la pérdida, ayuda a limpiar energías densas y a crear un ambiente que fomente la paz y el consuelo.

El Reiki no solo beneficia al receptor, sino también a las personas que lo rodean. El duelo puede afectar a familias enteras o grupos cercanos. Ofrecer sesiones de Reiki en grupo o trabajar en la energía colectiva puede ser una forma poderosa de apoyar a todos los involucrados en el proceso de sanación.

El autotratamiento es otra herramienta valiosa para quienes están en duelo. Aprender a canalizar Reiki hacia uno mismo proporciona un recurso constante para gestionar emociones intensas y encontrar consuelo en momentos de soledad. Incluso dedicar unos minutos al día a trabajar el corazón o la garganta puede marcar una diferencia significativa en el proceso de duelo.

El cierre de una sesión de reiki para el duelo es un momento de integración y gratitud. El practicante puede visualizar una luz suave envolviendo al receptor, simbolizando la protección y el amor universal. También es útil dedicar unos minutos a hablar con la persona sobre cómo se siente y animarla a que siga explorando su proceso emocional con paciencia y cuidado.

En última instancia, el Reiki en el duelo no trata de acelerar el proceso ni de evitar el dolor, sino de acompañar a la persona en su camino hacia la sanación. Al canalizar la energía universal, se crea un espacio donde el receptor puede encontrar consuelo, fuerza y un sentido renovado de conexión con la vida. Este enfoque holístico nos recuerda que, incluso en los momentos más oscuros, la energía universal está ahí para sostenernos y guiarnos hacia la luz.

Capítulo 32.
Reiki y equilibrio emocional

El equilibrio emocional es esencial para llevar una vida plena y armoniosa. Las emociones son una parte integral de la experiencia humana y, aunque son necesarias para expresar nuestra relación con el mundo, también pueden desequilibrarse y afectar a nuestra energía si no se gestionan adecuadamente. El Reiki, con su enfoque holístico, ofrece un camino para armonizar las emociones, liberar bloqueos energéticos y promover una conexión más profunda con nuestro ser interior.

El desequilibrio emocional puede manifestarse de diversas maneras: irritabilidad, tristeza persistente, ansiedad, apatía o incluso reacciones físicas como tensión muscular o fatiga. Estas emociones no solo afectan a la mente, sino también a los chakras y al flujo energético del cuerpo. El Reiki actúa en estos niveles, ayudando a liberar emociones atrapadas, a equilibrar el sistema energético y a restaurar la serenidad y la claridad.

Una sesión de Reiki enfocada en el equilibrio emocional comienza con una evaluación de las necesidades del receptor. Es fundamental que el practicante cree un espacio de confianza en el que el receptor pueda compartir, si lo desea, sus sentimientos o preocupaciones. Este acto de escucha activa no solo fortalece la conexión entre el practicante y el receptor, sino que también establece una intención clara para la terapia energética.

Los chakras desempeñan un papel fundamental en la gestión de las emociones y el Reiki puede enfocarse en aquellos que estén más afectados:

El chakra del corazón es el centro energético principal para procesar emociones como el amor, la compasión y la tristeza. Trabajar en esta área fomenta la sanación emocional y la apertura hacia el amor propio.

• Chakra del plexo solar: relacionado con la confianza en uno mismo y la gestión de los miedos, equilibrar este chakra ayuda a liberar tensiones emocionales y a recuperar el poder personal.

• Chakra sacro: este chakra es el centro de las emociones, la creatividad y las relaciones interpersonales. Al armonizarlo, se promueve una expresión saludable de los sentimientos y una conexión más auténtica con los demás.

• Chakra raíz: cuando las emociones están desequilibradas, este chakra puede verse afectado, lo que genera inseguridad o sensación de desconexión. Trabajar en este punto brinda estabilidad y arraigo.

El practicante puede utilizar una combinación de posturas de las manos y técnicas de escaneo energético para identificar y liberar bloqueos emocionales. Durante este proceso, es común que el receptor experimente sensaciones como calor, hormigueo o incluso la liberación de lágrimas. Estas reacciones son señales de que la energía se está desbloqueando y de que las emociones atrapadas están encontrando una salida.

La respiración consciente es un complemento esencial en una sesión de reiki para el equilibrio emocional. Guiar al receptor a inhalar profundamente mientras imagina cómo la energía universal fluye hacia su cuerpo y a exhalar cualquier tensión o carga emocional facilita el proceso de liberación y restauración. Esta práctica también ayuda al receptor a conectar con el momento presente, lo que reduce la rumiación y el estrés.

El uso de herramientas adicionales puede enriquecer la experiencia. Los cristales, como el cuarzo rosa para la sanación emocional o la amatista para la calma mental, pueden colocarse sobre los chakras correspondientes. Los aceites esenciales, como el ylang ylang, el incienso o la lavanda, pueden difundirse en el ambiente o aplicarse en puntos específicos para promover un estado de serenidad y apertura emocional.

El Reiki no solo aborda las emociones actuales, sino que también trabaja con patrones emocionales más profundos que pueden haberse formado en el pasado. Por ejemplo, emociones reprimidas debido a experiencias traumáticas o creencias limitantes pueden manifestarse como bloqueos energéticos en el presente. Durante la sesión, el Reiki actúa para liberar estas energías y permitir que el receptor experimente una transformación y un crecimiento emocional.

El impacto acumulativo del Reiki es particularmente beneficioso para el equilibrio emocional. Con sesiones regulares, el receptor aprende a reconocer y manejar sus emociones de manera más consciente, desarrollando así una mayor resiliencia frente a los desafíos de la vida. Además, el Reiki fomenta una conexión más profunda con el ser interior, ayudando al receptor a descubrir y alinearse con sus valores y propósitos.

El autotratamiento es una herramienta eficaz para mantener el equilibrio emocional entre sesiones. Dedicando unos minutos al día a canalizar Reiki hacia el corazón, el plexo solar o cualquier área que sienta tensión, el receptor puede gestionar sus emociones de manera efectiva y mantener un estado de bienestar constante.

El Reiki también puede integrarse en la vida cotidiana como práctica preventiva. Canalizar energía hacia uno mismo antes de eventos potencialmente estresantes o después de un día difícil ayuda a mantener el equilibrio energético y a evitar la acumulación de tensiones emocionales.

Es importante tener en cuenta que el Reiki no sustituye a la atención psicológica o médica profesional cuando es necesaria. Sin embargo, actúa como un complemento poderoso que potencia otros enfoques terapéuticos, ya que ofrece un espacio de sanación que trabaja en los niveles físico, emocional, mental y espiritual.

El cierre de una sesión de Reiki para el equilibrio emocional es un momento para integrar y sellar la energía trabajada. Visualizar una luz protectora que envuelve al receptor y establecer una intención de armonía y serenidad refuerza los efectos de la sesión. También es útil animar al receptor a reflexionar sobre sus emociones y a cultivar prácticas de cuidado personal que favorezcan su bienestar.

En última instancia, el Reiki para el equilibrio emocional no solo alivia las tensiones, sino que también empodera al receptor para aceptar y amar su humanidad. Al trabajar con la energía universal, descubrimos que las emociones, incluso las más desafiantes, forman parte de un flujo natural que puede ser entendido, liberado y transformado. Este proceso no solo promueve la sanación, sino que también nos conecta con una versión más auténtica y equilibrada de nosotros mismos.

Capítulo 33.
Reiki y espiritualidad

El Reiki es más que una herramienta de sanación; es un camino que conecta al practicante con las dimensiones más profundas de la espiritualidad. Esta práctica nos invita a reconocer nuestra esencia como parte de un flujo universal de energía, lo que expande nuestra conciencia y nutre nuestra conexión con lo divino, independientemente de nuestra interpretación personal de lo sagrado.

La espiritualidad del Reiki no se alinea con una religión específica, lo que lo convierte en una práctica inclusiva y accesible. Sin embargo, toca los fundamentos de la experiencia espiritual: la búsqueda de significado, la conexión con el universo y la alineación con un propósito superior. A través de la canalización de energía universal, el Reiki nos ayuda a trascender las limitaciones del ego y a recordar nuestra naturaleza interconectada con todo lo existente.

El primer paso para explorar la relación entre el Reiki y la espiritualidad es desarrollar una práctica personal. Dedicar tiempo diario al autotratamiento, la meditación o la contemplación silenciosa con Reiki profundiza la conexión con la energía universal. Estos momentos no solo restauran el equilibrio energético, sino que también crean un espacio para reflexionar sobre el propósito de la vida, las relaciones y la conexión con el mundo espiritual.

El Reiki también nos enseña a estar presentes. La espiritualidad a menudo se experimenta en el aquí y el ahora, lejos de las distracciones del pasado o las preocupaciones del futuro. Durante una sesión de Reiki, tanto el practicante como el receptor se sumergen en un estado de atención plena, lo que les permite conectar con la energía universal y experimentar una sensación de unidad y paz interior.

El uso de los símbolos de Reiki amplifica esta conexión espiritual. Cada símbolo representa un aspecto de la energía universal y actúa como un portal hacia niveles más profundos de conciencia. Por ejemplo, el símbolo de armonía facilita la conexión con los aspectos sutiles del ser, mientras que el símbolo de distancia nos recuerda que la energía trasciende el tiempo y el espacio. Incorporar estos símbolos en la práctica diaria es una forma poderosa de nutrir la espiritualidad personal.

La meditación con Reiki es una herramienta esencial para profundizar en la conexión espiritual. Sentarse en silencio mientras se canaliza la energía universal permite que la mente se aquiete y el espíritu se eleve. Una técnica efectiva consiste en visualizar una luz brillante que desciende desde el cielo hasta el chakra corona, fluye por todo el cuerpo y nos conecta con la tierra. Este flujo de energía no solo equilibra el sistema energético, sino que también refuerza la sensación de formar parte de algo más grande.

Otra forma de explorar la espiritualidad a través del Reiki es trabajar en el chakra corona y el tercer ojo, centros energéticos asociados con la conexión espiritual y la intuición. Canalizar Reiki hacia estas áreas fomenta la apertura a la guía interior y a la sabiduría universal. También puede ayudar a liberar creencias limitantes que bloquean la conexión con lo divino.

El Reiki no solo nos conecta con nuestra propia espiritualidad, sino que también nos invita a honrar la de los demás. En una sesión, el practicante actúa como un canal para la energía universal, sin imponer intenciones ni juicios. Este acto de servicio y humildad es una expresión de la espiritualidad en acción, una manifestación del amor incondicional y el respeto por la trayectoria única de cada individuo.

La práctica del Reiki también nos invita a reflexionar sobre nuestras relaciones con el entorno natural. La energía universal fluye a través de todo lo que existe: los seres humanos, las plantas, los animales y los elementos. Al trabajar con Reiki, desarrollamos una mayor conciencia de nuestra interconexión con el mundo y un sentido renovado de responsabilidad hacia su cuidado.

El Reiki puede ser un aliado poderoso en momentos de crisis espiritual, cuando las creencias, los valores o el sentido del propósito se ven desafiados. Durante estos momentos, canalizar Reiki hacia el corazón y el plexo solar ayuda a restaurar el equilibrio emocional y a encontrar claridad. También permite que surjan nuevas perspectivas y que el receptor se reconecte con su esencia.

En el fondo, el Reiki nos invita a considerar la espiritualidad como un viaje continuo de descubrimiento y expansión. Nos recuerda que la conexión con lo divino no es un destino fijo, sino un proceso dinámico que evoluciona con nuestra crecimiento y transformación. Cada sesión de Reiki, cada momento de meditación y cada acto de servicio nos acerca un poco más a esa esencia universal que todos llevamos dentro.

El cierre de una sesión de Reiki con enfoque espiritual es un momento sagrado. Visualizar una luz envolviendo al receptor y establecer una intención de paz y conexión refuerza el trabajo realizado. Este momento también es una oportunidad para expresar gratitud hacia la energía universal, hacia el receptor y hacia el proceso en sí.

En última instancia, el Reiki y la espiritualidad están intrínsecamente relacionados. A través de la práctica del Reiki, no solo equilibramos nuestra energía, sino que también profundizamos en nuestra comprensión de quiénes somos y de nuestra relación con el universo. Esta conexión nos recuerda que, aunque somos individuos únicos, también formamos parte de algo más grande, un flujo eterno de energía y amor que nos guía, sostiene y transforma.

Capítulo 34.
Reiki y gratitud

La gratitud es una de las emociones más elevadas y transformadoras que puede experimentar un ser humano. Cuando cultivamos gratitud, nuestras frecuencias energéticas se alinean con un estado de abundancia y bienestar, y abrimos el camino para recibir más de lo bueno que la vida tiene para ofrecer. En el contexto del Reiki, la gratitud no solo actúa como un principio ético fundamental, sino también como una herramienta energética poderosa que potencia la práctica y refuerza la conexión con la energía universal.

El Reiki y la gratitud están estrechamente relacionados. Desde los cinco principios del Reiki, donde se enfatiza la importancia de no preocuparse y practicar la gratitud, hasta el acto de dar y recibir Reiki como un intercambio de energía, la gratitud es el hilo conductor que une cada aspecto de esta práctica. Al incorporar gratitud en nuestra vida y en nuestras sesiones de reiki, no solo potenciamos nuestra conexión con la energía universal, sino que también transformamos nuestra perspectiva hacia una más positiva y expansiva.

El primer paso para integrar la gratitud en la práctica del Reiki es comenzar por uno mismo. Antes de una sesión, el practicante puede tomarse un momento para reflexionar sobre lo que le agradece de su vida. Esto puede incluir aspectos simples, como la salud, las relaciones o las oportunidades, así como elementos más profundos, como la oportunidad de ser un canal para la energía universal. Este estado de gratitud inicial eleva la vibración del practicante, creando un campo energético más puro y receptivo.

Durante una sesión de reiki, la gratitud también puede integrarse de manera activa. Mientras canaliza energía hacia el receptor, puede mantener una intención consciente de gratitud hacia la energía universal, hacia el receptor y hacia el momento presente. Esta intención no solo refuerza el flujo energético, sino que también establece una conexión más profunda y significativa entre el practicante, el receptor y la energía universal.

Al trabajar con la gratitud, los chakras desempeñan un papel fundamental.

El chakra del corazón es el centro de la gratitud. Al canalizar Reiki hacia el corazón, no solo se abre este centro energético, sino que también se fomenta una sensación de amor y aprecio hacia uno mismo y hacia los demás.

• Plexo solar: relacionado con la autoconfianza y el poder personal, equilibrar este chakra con Reiki y gratitud refuerza la capacidad de reconocer nuestras propias fortalezas y logros.

• Corona: vinculado a la conexión espiritual, este chakra se beneficia del trabajo con Reiki y gratitud, ya que nos abre a la percepción de que somos parte de algo más grande y eterno.

La gratitud también puede integrarse en las prácticas complementarias del Reiki. Por ejemplo, durante una sesión, el practicante puede programar un cuarzo rosa o un citrino con la intención de gratitud, permitiendo que su energía amplifique este estado emocional. Los aceites esenciales, como el incienso o el ylang-ylang, también pueden utilizarse para crear un ambiente que invite a la reflexión y a la apreciación.

El Reiki no solo fomenta la gratitud hacia lo positivo, sino que también nos invita a encontrarla en los desafíos. Al trabajar con la energía universal, aprendemos a ver los momentos difíciles como oportunidades para crecer y transformarnos. Durante una sesión, el practicante puede canalizar Reiki hacia áreas de tensión o dolor para guiar al receptor en la reflexión sobre lo que estas experiencias le han enseñado. Esta práctica no minimiza el dolor, sino que lo contextualiza dentro de un marco más amplio de aprendizaje y evolución.

La gratitud tiene un impacto acumulativo en la práctica del Reiki. Con el tiempo, quienes incorporan la gratitud en su vida diaria y en sus sesiones de Reiki informan de una mayor sensación de bienestar, relaciones más armoniosas y una conexión más profunda con la energía universal. Esto se debe a que la gratitud eleva nuestra vibración energética, alineándonos con frecuencias más altas que atraen amor, paz y abundancia.

El autotratamiento es otra oportunidad para trabajar con la gratitud. Al colocar las manos sobre el corazón, el plexo solar o cualquier área que necesite atención, el practicante puede repetir mentalmente afirmaciones de gratitud como: «Estoy agradecido por mi salud», «Agradezco este momento de conexión conmigo mismo» o «Gracias por la energía que fluye a través de mí». Estas afirmaciones no solo fortalecen el flujo de Reiki, sino que también refuerzan un estado mental positivo.

La gratitud también puede ser una herramienta poderosa para cerrar una sesión de reiki. Antes de finalizar, el practicante puede tomarse un momento para expresar su agradecimiento hacia la energía universal, hacia el receptor y hacia el proceso de sanación. Este acto de cierre no solo sella el trabajo realizado, sino que también deja una sensación de completitud y armonía en ambas partes.

El trabajo con gratitud en Reiki no se limita a sesiones individuales. En grupos o círculos de reiki, dedicar unos minutos al principio o al final de la práctica para compartir palabras de gratitud puede crear un campo energético colectivo aún más potente. Este enfoque refuerza el sentido de comunidad y conexión, recordándonos que todos formamos parte de un flujo energético mayor.

En última instancia, el Reiki y la gratitud nos invitan a vivir de manera más consciente, apreciando cada momento, cada experiencia y cada conexión. Al cultivar la gratitud como una práctica diaria, transformamos no solo nuestra energía, sino también nuestra percepción del mundo. En este estado elevado, nos abrimos a recibir más de lo que la vida tiene para ofrecer y irradiamos paz, amor y abundancia hacia quienes nos rodean. El

Reiki, como herramienta y camino, nos recuerda que siempre hay algo por lo que estar agradecidos y que la gratitud es el poder que nos permite transformar nuestra vida y la de los demás.

Capítulo 35.
Reiki y propósito de vida

El propósito de vida es una búsqueda que ha acompañado al ser humano desde siempre. Encontrar un sentido profundo a nuestra existencia, descubrir nuestros talentos únicos y entender cómo podemos contribuir al mundo son preguntas esenciales que moldean nuestras decisiones y nuestra experiencia. En este contexto, el Reiki se presenta como un aliado poderoso, ya que nos ayuda a alinearnos con nuestra esencia y a conectar con el flujo universal que nos dirige hacia nuestra misión personal.

El Reiki trabaja a través de la energía universal y facilita la liberación de bloqueos que nos impiden reconocer y abrazar nuestro propósito. Al equilibrar nuestros chakras y armonizar nuestro sistema energético, el Reiki nos abre a una mayor claridad y a una conexión más profunda con nuestras pasiones, valores y habilidades. Este proceso nos permite avanzar con confianza hacia un camino de realización personal y contribución significativa.

El primer paso para trabajar con Reiki y el propósito de vida es tener una intención clara. Tanto en sesiones individuales como en prácticas personales, dirigir la energía universal hacia el deseo de claridad y alineación ayuda a enfocar el trabajo energético en este aspecto. La intención puede formularse como una pregunta: «¿Qué necesito saber para avanzar hacia mi propósito?» o «¿Cómo puedo contribuir mejor al bienestar del mundo?».

Los chakras son centros clave para explorar el propósito vital:

El chakra raíz está relacionado con la seguridad y la conexión con la tierra. Trabajar en este chakra ayuda a liberar miedos y a desarrollar la confianza necesaria para seguir nuestro camino.

• Chakra sacro: la creatividad y la pasión, esenciales para descubrir y expresar nuestro propósito, están conectadas con este chakra. Canalizar Reiki hacia esta área fomenta la inspiración y la conexión con nuestras emociones.

• Plexo solar: este chakra es el centro del poder personal y la autoestima. Equilibrarlo nos permite confiar en nuestras habilidades y tomar decisiones alineadas con nuestra misión.

• Corazón: la conexión con el amor y la compasión, tanto hacia nosotros mismos como hacia los demás, se origina en este chakra. Trabajar en el corazón nos ayuda a encontrar un propósito que esté en armonía con nuestra esencia y que beneficie a quienes nos rodean.

• Tercer ojo y corona: estos chakras superiores nos conectan con la intuición y con una visión más amplia de nuestra vida. Al canalizar Reiki hacia estas áreas, se facilita la claridad mental y espiritual, lo que nos ayuda a percibir nuestro propósito desde una perspectiva elevada.

El Reiki también puede integrarse con técnicas de visualización para profundizar en la búsqueda del propósito vital. Durante una sesión, el receptor puede visualizar un camino iluminado delante de él, que simboliza su camino de vida. A medida que la energía fluye, se puede imaginar que la energía universal despeja obstáculos en ese camino, revelando nuevas oportunidades y direcciones.

Otra práctica poderosa es la meditación con Reiki centrada en el propósito de la vida. El practicante o receptor puede sentarse en silencio, canalizando energía hacia el corazón o el tercer ojo, mientras reflexiona sobre las preguntas esenciales de su existencia. Es fundamental permitir que las respuestas surjan de manera intuitiva, sin forzarlas, para conectar con la guía interna y con la sabiduría universal.

El Reiki no solo nos ayuda a descubrir nuestro propósito, sino también a superar los desafíos que surgen al intentar vivir de acuerdo con él. El miedo al fracaso, las dudas sobre nuestras capacidades o las expectativas externas pueden generar bloqueos que nos alejan de nuestra misión. Durante una sesión de reiki, es posible identificar y liberar estas energías densas, lo que permite que el receptor avance con mayor confianza y determinación.

El uso de herramientas complementarias puede enriquecer este proceso. Los cristales, como el citrino, asociado con el poder personal y la claridad, o la amatista, que fomenta la conexión espiritual, son aliados valiosos en este proceso. También se pueden usar aceites esenciales como el incienso, el sándalo o el romero, que se difunden en el ambiente o se aplican en puntos específicos, para crear un espacio de introspección y conexión profunda.

El Reiki para encontrar tu propósito de vida no se limita a las sesiones individuales. También puede aplicarse en la limpieza y armonización de espacios creativos o laborales, ayudando a crear un entorno que favorezca la inspiración y la productividad. Canalizar energía hacia proyectos específicos o metas importantes también refuerza su alineación con nuestra misión personal.

El impacto acumulativo del Reiki en la búsqueda del propósito vital es profundo. A medida que trabajamos con la energía universal, nos volvemos más conscientes de nuestras fortalezas, pasiones y valores. Este autoconocimiento nos permite tomar decisiones más alineadas y afrontar los desafíos con mayor resiliencia. Además, la práctica constante de Reiki fomenta una conexión más profunda con el flujo natural de la vida, recordándonos que no estamos solos en nuestro camino.

El autotratamiento es una práctica esencial para quienes buscan claridad en su propósito vital. Dedicar unos minutos al día a canalizar Reiki hacia el plexo solar, el corazón o el tercer ojo permite mantener un estado de equilibrio y apertura. También es útil establecer una intención diaria, como «Hoy me alineo con mi propósito más elevado» o «Hoy permito que la energía universal me guíe».

Al finalizar una sesión de Reiki enfocada en el propósito de vida, es un momento para integrar el trabajo realizado y agradecer la guía recibida. Visualizar una luz envolviendo al receptor y establecer una intención de claridad y alineación refuerza los efectos de la sesión. También es útil animar al receptor a reflexionar sobre cualquier idea, sentimiento o visión que haya surgido durante la sesión.

En última instancia, el Reiki y el propósito de vida están profundamente entrelazados. Al trabajar con la energía universal, no solo equilibramos nuestro sistema energético, sino que también nos abrimos a una conexión más profunda con nuestra esencia y con el flujo de la vida. Este proceso nos guía hacia una vida más plena y significativa, recordándonos que todos tenemos un papel único e invaluable en este vasto universo.

Capítulo 36.
Reiki en grupos

Aunque el Reiki es profundamente efectivo en la práctica individual, alcanza una dimensión expansiva cuando se aplica en un entorno grupal. Las sesiones grupales de reiki no solo amplifican la energía disponible, sino que también fortalecen el sentido de conexión y unidad entre los participantes. En este contexto, el Reiki en grupos se convierte en una poderosa herramienta para armonizar energías colectivas, sanar vínculos y crear un espacio de apoyo mutuo.

La práctica grupal de Reiki puede adoptar diferentes formatos según la intención del grupo y las necesidades de sus integrantes. Puede tratarse de un círculo de sanación, en el que varios practicantes canalizan energía hacia un receptor o una intención común, o de una meditación grupal con Reiki que eleva la vibración de todos los presentes. En cualquier caso, el enfoque principal es compartir y potenciar la energía universal en beneficio de todos.

Preparación para una sesión grupal.

La preparación es fundamental para garantizar el éxito de la sesión. El facilitador, que puede ser un maestro o un practicante experimentado, es el responsable de crear un ambiente seguro, armónico y propicio para el flujo de la energía. Esto incluye:

• Limpieza energética del espacio: antes de la sesión, el facilitador puede canalizar Reiki hacia el entorno o utilizar herramientas como incienso, cuencos tibetanos o cristales para purificar la energía del lugar.

• Establecimiento de la intención: reunir al grupo al inicio para definir una intención común, ya sea sanación, paz o cualquier otro propósito específico, ayuda a alinear las energías de los participantes y a enfocar el trabajo energético.

- Configuración del espacio: disponer sillas, cojines o colchonetas en forma de círculo fomenta un sentido de igualdad y conexión. También se pueden añadir elementos como velas, flores o símbolos de Reiki para enriquecer el ambiente.
- Dinámica de la sesión.

En una sesión grupal de reiki, la energía se distribuye de manera natural entre todos los participantes, creando un campo vibracional que potencia los efectos de la práctica. Algunas dinámicas comunes incluyen:

- Círculo de Reiki: los participantes se sientan en círculo y canalizan Reiki hacia un receptor ubicado en el centro. Si el grupo es grande, pueden turnarse para estar en el centro y permitir que cada persona reciba energía del grupo.
- Reiki en cadena: los participantes se colocan en fila, colocando las manos sobre los hombros de la persona que tienen delante, formando una cadena energética. Esta técnica es especialmente útil para fomentar un sentido de unidad y conexión.
- Meditación guiada con Reiki: en esta práctica, el facilitador guía al grupo en una meditación mientras todos canalizan Reiki hacia una intención común. Esto puede incluir visualizar un mundo en paz, enviar sanación a una situación específica o armonizar la energía colectiva del grupo.
- Roles en el grupo:

En una sesión grupal de reiki, cada participante desempeña un papel único y valioso. Mientras algunos actúan como receptores, otros canalizan la energía universal. Aunque el facilitador guía la sesión, todos los integrantes contribuyen al campo energético colectivo, amplificando el flujo de Reiki y enriqueciéndose mutuamente.

- Beneficios del Reiki en grupos

La práctica del Reiki en grupo tiene un impacto profundo en todos los niveles:

- Físico: los participantes suelen experimentar una relajación profunda y una sensación de vitalidad renovada.

- Emocional: el entorno grupal proporciona un espacio seguro para liberar tensiones emocionales y recibir apoyo mutuo.
- Energético: la combinación de energías amplifica el flujo de Reiki, potenciando los efectos de la sanación.
- Espiritual: la práctica grupal refuerza la conexión con la energía universal y con los demás, recordándonos nuestra interconexión con todo lo existente.
- Herramientas complementarias:

La integración de herramientas adicionales puede enriquecer la experiencia grupal de Reiki:

- Sonido: utilizar cuencos tibetanos, diapasones o música relajante durante la sesión ayuda a elevar la vibración del grupo.
- Cristales: colocar cristales en el centro del círculo o alrededor de los participantes amplifica la energía y crea un campo de armonización.
- Símbolos de Reiki: dibujar o visualizar símbolos en el espacio o en el centro del círculo potencia la intención y el flujo de energía.
- Aplicaciones del Reiki en grupos.

El Reiki en grupo tiene una amplia gama de aplicaciones:

- Sanación colectiva: enviar energía a situaciones globales, desastres naturales o conflictos internacionales para contribuir a la paz y la armonía.
- Apoyo a comunidades: facilitar sesiones grupales en comunidades que enfrentan crisis emocionales o físicas, ofreciendo un espacio de sanación compartida.
- Crecimiento personal: organizar talleres o retiros de Reiki que combinen práctica grupal, meditación y aprendizaje para el desarrollo espiritual y energético.
- Cierre de la sesión.

El cierre es un momento sagrado en una sesión grupal de reiki. Es fundamental agradecer a la energía universal, a los participantes y al espacio el trabajo realizado. El facilitador puede guiar una breve meditación final para integrar la energía trabajada y establecer una intención de bienestar continuo. También es útil que los participantes compartan impresiones o experiencias, lo que fortalece el sentido de comunidad y apoyo mutuo.

• Impacto a largo plazo:

La práctica del Reiki en grupos no solo tiene un impacto inmediato, sino que también fortalece los vínculos entre los participantes y fomenta una red de apoyo energético que puede extenderse más allá de las sesiones. Al practicar Reiki colectivamente, recordamos que nuestra energía individual forma parte de algo más grande y que, al trabajar juntos, podemos generar un cambio positivo tanto en nosotros mismos como en el mundo.

En última instancia, el Reiki en grupos nos invita a experimentar la sanación desde una perspectiva colectiva. Al unir nuestras energías, encontramos fuerza, armonía y un sentido renovado de conexión con los demás y con el universo. Esta práctica nos recuerda que, cuando trabajamos juntos, el flujo de la energía universal no solo nos transforma a nivel individual, sino también a nivel colectivo, creando un impacto que trasciende más allá del círculo.

Capítulo 37.
Reiki en crisis

Las crisis, ya sean emocionales, físicas o espirituales, son momentos de gran intensidad que pueden desestabilizar profundamente a una persona. Estas situaciones suelen caracterizarse por una sobrecarga emocional, confusión y una sensación de pérdida de control. En estos momentos, el Reiki puede actuar como un faro de calma y equilibrio, proporcionando alivio inmediato y apoyando la recuperación a largo plazo.

El Reiki en situaciones de crisis no busca resolver todos los problemas de manera instantánea, sino crear un espacio de armonía en medio del caos. Al trabajar en los niveles energético, emocional y espiritual, el Reiki ayuda a liberar tensiones acumuladas, a calmar la mente y a restaurar la claridad necesaria para afrontar los desafíos con mayor resiliencia.

Preparación para trabajar con Reiki en situaciones de crisis.

Cuando se aplica Reiki en una situación de crisis, es fundamental que el practicante esté centrado y en equilibrio. Así se asegura que la energía canalizada fluya de manera efectiva y sin interferencias. Antes de la sesión, el practicante puede tomarse unos minutos para respirar profundamente, realizar un autotratamiento breve o meditar.

El entorno también es importante. Crear un espacio tranquilo y seguro, aunque sea en medio de circunstancias difíciles, proporciona un punto de anclaje para el receptor. Si las condiciones externas no permiten crear un ambiente ideal, la intención del practicante de proyectar calma y protección es suficiente para establecer una atmósfera energética adecuada.

• Aplicación del Reiki en situaciones de crisis.

Durante una sesión de reiki en crisis, el enfoque principal es proporcionar alivio inmediato y estabilizar la energía del receptor. Las áreas clave incluyen:

• Cabeza y sienes: estas zonas suelen ser puntos de acumulación de estrés mental. La canalización de Reiki en estas zonas ayuda a calmar los pensamientos intrusivos y a reducir la sensación de sobrecarga.

• Corazón: trabajar en el chakra del corazón libera emociones reprimidas y fomenta un sentido de consuelo y conexión.

• Plexo solar: este centro energético, asociado con el control y el poder personal, a menudo se ve afectado en momentos de crisis. Al equilibrarlo, se disipa el miedo y se restaura la confianza.

• Raíz: proporcionar Reiki al chakra raíz estabiliza y arraiga al receptor, creando una sensación de seguridad en medio de la incertidumbre.

La respiración consciente es una herramienta fundamental durante estas sesiones. Guiar al receptor para que inhale profundamente mientras recibe Reiki ayuda a calmar el sistema nervioso y a abrir los canales energéticos. Una técnica sencilla es la respiración 4-7-8, que consiste en realizar inhalaciones profundas acompañadas de exhalaciones lentas para inducir un estado de relajación.

Si el receptor no puede recibir Reiki en persona debido a la naturaleza de la crisis, el Reiki a distancia es una alternativa eficaz. Canalizar energía hacia el receptor o hacia la situación en general ayuda a estabilizar el campo energético y a crear un entorno más armonioso.

• Liberación de bloqueos.

Las crisis a menudo generan bloqueos energéticos que se manifiestan en forma de tensiones físicas o emocionales. Durante la sesión, el practicante puede percibir estas áreas de densidad energética a través de sensaciones como calor, frío o resistencia en el flujo de Reiki. Al canalizar energía hacia estos puntos, se facilita la liberación de las tensiones acumuladas, lo que permite que el receptor experimente un alivio gradual.

Es importante recordar que el Reiki no reprime las emociones del receptor, sino que permite que se expresen y fluyan de manera natural. Las lágrimas, la risa o incluso una sensación de liberación interna son señales de que la energía está siendo procesada de manera efectiva.

Herramientas complementarias:

En situaciones de crisis, las herramientas complementarias pueden enriquecer la práctica del Reiki:

- Cristales: piedras como la amatista, el cuarzo transparente o la obsidiana pueden colocarse cerca del receptor para amplificar la energía y proporcionar calma.
- Aceites esenciales: aromas como la lavanda, el incienso o la bergamota, difundidos en el ambiente o aplicados en las muñecas, promueven un estado de relajación y apoyo emocional.
- Sonido: el uso de cuencos tibetanos, campanas o música relajante crea un entorno vibracional que potencia la sensación de calma y equilibrio.
- Efecto acumulativo del Reiki en situaciones de crisis.

Aunque una sesión de reiki puede proporcionar alivio inmediato, los beneficios más profundos se experimentan con la práctica constante. Las sesiones regulares ayudan al receptor a desarrollar resiliencia energética, emocional y espiritual, y crean una base más sólida para enfrentar futuros desafíos.

El autotratamiento es una herramienta muy útil para quienes atraviesan una crisis. Aprender a canalizar Reiki hacia uno mismo permite afrontar momentos de estrés agudo y mantener un estado de equilibrio a lo largo del día. Incluso dedicar unos minutos al plexo solar o al corazón puede marcar una diferencia significativa.

- Ética y consideraciones especiales

En momentos de crisis, es fundamental que el practicante respete los límites y las necesidades del receptor. El Reiki debe ofrecerse con compasión y sin expectativas, permitiendo que el receptor procese la experiencia a su propio ritmo. También es importante recordar que el Reiki no sustituye a la atención médica o psicológica, sino que la complementa para apoyar el bienestar integral.

• Cierre de la sesión.

El cierre de una sesión de Reiki en momentos de crisis es un momento para integrar la energía y establecer una intención de estabilidad y paz. El practicante puede visualizar una luz protectora envolviendo al receptor y expresar gratitud hacia la energía universal por su apoyo. Animar al receptor a reflexionar sobre cualquier cambio o sensación que haya experimentado refuerza el trabajo realizado.

• El Reiki como herramienta de esperanza.

En última instancia, el Reiki en situaciones de crisis no solo proporciona un alivio inmediato, sino que también ofrece un recordatorio de la capacidad innata del receptor para sanar y encontrar equilibrio incluso en las circunstancias más difíciles. Al trabajar con la energía universal, se crea un espacio de esperanza y transformación que demuestra que, incluso en medio del caos, siempre hay una fuente de calma y fortaleza a la que podemos recurrir.

Capítulo 38.
Reiki en desastres

Los desastres, ya sean naturales o provocados por el ser humano, traen consigo una ola de caos, pérdida y sufrimiento que afecta a nivel individual y colectivo. En estos momentos de crisis extrema, el Reiki emerge como una herramienta poderosa para brindar alivio, apoyo y esperanza a quienes lo necesitan. Su capacidad para trabajar en los planos energético, emocional y espiritual lo convierte en una práctica valiosa no solo para las víctimas directas, sino también para quienes participan en labores de ayuda y rescate.

El Reiki en desastres no solo alivia el dolor físico, sino que también ayuda a calmar la mente, liberar emociones atrapadas y restablecer un sentido de equilibrio en medio del caos. Aunque no puede revertir los acontecimientos ocurridos, sí puede proporcionar un espacio de paz y sanación para quienes enfrentan las consecuencias de una catástrofe.

Preparación para el trabajo con Reiki en desastres.

Antes de ofrecer Reiki en un entorno de desastre, es esencial que el practicante se prepare física, emocional y energéticamente. Las situaciones de desastre suelen ser intensas y agotadoras, por lo que el practicante debe asegurarse de estar centrado y conectado con la energía universal para evitar absorber energías densas o perder su propio equilibrio.

• Autotratamiento: dedicar unos minutos a canalizar Reiki hacia uno mismo antes de la práctica ayuda a fortalecer el campo energético y a alcanzar un estado de calma.

• Protección energética: visualizar una luz protectora que envuelve el cuerpo y establecer una intención de equilibrio y claridad garantiza que el practicante pueda trabajar de manera efectiva y segura.

- Intención clara: establecer una intención específica para la sesión, como «Brindar calma y apoyo a quienes lo necesiten», enfoca la energía y la guía hacia el propósito del momento.
- Métodos de aplicación del Reiki en desastres.

En un entorno de desastre, el Reiki puede aplicarse de diversas maneras, dependiendo de las circunstancias y las necesidades de las personas afectadas.

1. Sesiones individuales:

En casos donde sea posible, ofrecer sesiones individuales permite abordar directamente las necesidades específicas de cada persona.

- Posiciones clave: colocar las manos en la cabeza, el corazón o el plexo solar puede ayudar a calmar el sistema nervioso y a aliviar emociones como el miedo, la tristeza o la confusión.
- Trabajo a distancia: si no es posible el contacto físico, el Reiki a distancia es igualmente efectivo. Canalizar energía hacia la persona o su campo energético inmediato proporciona alivio y estabilidad.
- 2. Reiki Grupal:

Cuando muchas personas necesitan ayuda simultáneamente, trabajar en grupo amplifica el flujo de energía y permite abarcar a más individuos.

- Meditación grupal con Reiki: se guía a los participantes en una visualización de sanación mientras el practicante canaliza Reiki hacia el grupo.
- Reiki colectivo: enviar energía a la comunidad afectada visualizando un flujo de luz y amor que envuelve a todas las personas involucradas.

3. Reiki para espacios y entornos.

A menudo, los desastres dejan tras de sí una energía densa en los lugares donde ocurrieron. Canalizar Reiki hacia estos espacios ayuda a limpiarlos y a restablecer un ambiente armonioso.

- Visualización energética: imaginar el lugar lleno de luz blanca y amor incondicional para disipar la energía residual.

• Uso de cristales: colocar cristales como la amatista o el cuarzo transparente en puntos estratégicos del lugar para amplificar la energía de sanación.

4. Apoyo a los rescatistas.

Los trabajadores de emergencias y los voluntarios también enfrentan una gran carga emocional y física durante los desastres. Ofrecerles Reiki puede ayudarlos a mantener su energía equilibrada y a continuar su labor de manera más efectiva.

• Sesiones rápidas: colocar las manos en los hombros o en el plexo solar de un rescatista durante unos minutos puede proporcionar un alivio inmediato.

• Reiki a distancia: enviar energía a los equipos de rescate visualizando que trabajan en un estado de equilibrio y claridad.

• Herramientas complementarias:

El Reiki en situaciones de desastre puede complementarse con el uso de herramientas adicionales que apoyen el trabajo energético:

• Cristales: la obsidiana y la amatista son ideales para proteger y transmutar energías densas.

• Aceites esenciales: aromas como el incienso y la lavanda, aplicados en el ambiente, promueven un estado de calma y apoyo emocional.

• Sonido: utilizar cuencos tibetanos o música suave puede ayudar a estabilizar la energía del lugar y de las personas presentes.

• Impacto del Reiki en situaciones de desastre.

El Reiki tiene un impacto significativo en varios niveles:

• Físico: ayuda a aliviar tensiones, fatiga y síntomas físicos relacionados con el estrés.

• Emocional: proporciona un espacio para procesar el miedo, la tristeza o el trauma, y libera las emociones atrapadas.

• Espiritual: restaura un sentido de conexión y esperanza, y recuerda a las personas su fortaleza interior y su capacidad para superar la adversidad.

• Consideraciones éticas:

En entornos de desastre, es fundamental actuar con sensibilidad y respeto hacia las necesidades de las personas afectadas. Siempre se debe pedir permiso antes de ofrecer Reiki y adaptarse a las circunstancias del momento. Además, el Reiki no reemplaza la atención médica o psicológica, sino que la complementa para apoyar el bienestar integral.

• Cierre del trabajo.

Al finalizar una sesión o un periodo de trabajo en un entorno de desastre, es importante que el practicante dedique tiempo a su propia recuperación energética. Un autotratamiento breve, una meditación o un momento de reflexión ayudan a liberar cualquier energía densa acumulada y a restablecer el equilibrio personal.

• El Reiki como fuente de esperanza.

En última instancia, el Reiki en situaciones de desastre no solo proporciona un alivio inmediato, sino que también siembra semillas de esperanza y sanación en medio de la adversidad. Al canalizar energía universal hacia quienes lo necesitan, recordamos que siempre hay luz disponible para guiarnos, incluso en los momentos más oscuros. Este acto de servicio nos conecta con la esencia del Reiki: un flujo constante de amor y compasión que trasciende el caos y promueve la armonía en todos los niveles.

Capítulo 39.
Reiki y ética

La ética es el corazón de la práctica del Reiki. Al trabajar con la energía universal, los practicantes asumen una gran responsabilidad hacia sí mismos, los receptores y el entorno. La ética en Reiki no solo establece las bases para una práctica segura y respetuosa, sino que también refuerza la intención de sanar y servir desde un lugar de amor, compasión y autenticidad.

Aunque el Reiki no está ligado a una religión o dogma, se basa en principios universales que guían al practicante hacia un comportamiento íntegro y alineado con el bienestar colectivo. Desde los Cinco Principios del Reiki hasta la manera en que se aborda cada sesión, la ética impregna cada aspecto de la práctica, asegurando que la energía canalizada se utilice siempre con respeto y responsabilidad.

• Los fundamentos éticos del Reiki.
1. Los Cinco Principios del Reiki:
No te preocupes, solo por hoy.
No te enfades, solo por hoy.
o Solo por hoy, no te preocupes.
o Solo por hoy, sé agradecido.
o Trabaja diligentemente solo por hoy.
Solo por hoy, sé amable con los demás.

Estos principios, transmitidos por Mikao Usui, no solo guían la práctica diaria del reiki, sino que también ofrecen una base ética sólida para interactuar con el mundo. Si los adoptas en cada sesión, asegurarás que el trabajo energético esté alineado con la intención más elevada del practicante y el receptor.

2. Consentimiento informado:
Antes de realizar una sesión de reiki, es esencial obtener el consentimiento del receptor. Esto no solo muestra respeto por su

autonomía, sino que también fomenta un espacio de confianza y apertura. En el caso de trabajar con niños, animales o personas en estado de inconsciencia, deberá ser un cuidador o responsable quien otorgue el consentimiento.

3. Confidencialidad:

Los practicantes de reiki tienen la responsabilidad de mantener la privacidad de sus receptores. Todo lo compartido verbalmente o a través de la energía durante una sesión debe tratarse con absoluta confidencialidad.

4. No se realizan juicios ni diagnósticos:

El Reiki no se basa en juicios ni diagnósticos médicos o psicológicos. El papel del practicante es ser un canal puro para la energía universal, permitiendo que esta fluya hacia donde el receptor más lo necesita. Cualquier interpretación o intuición debe compartirse con sensibilidad y solo si el receptor lo solicita.

5. Respeto por el libre albedrío:

El Reiki se ofrece, nunca se impone. Cada receptor tiene derecho a aceptar o rechazar la energía canalizada. Incluso cuando el practicante siente una fuerte necesidad de ofrecer Reiki, debe respetar la decisión del receptor.

Comportamiento ético del practicante:

El comportamiento ético del practicante va más allá de las sesiones de reiki. Implica actuar con integridad en todos los aspectos de la vida y reflejar los principios del Reiki en las acciones diarias. Esto incluye:

• Autocuidado: mantener la propia energía equilibrada a través de un autotratamiento regular, la meditación y una vida consciente. Un practicante equilibrado es un canal más claro para la energía universal.

• Compasión y empatía: Abordar cada sesión con la intención sincera de ayudar, sin ego ni expectativas de resultados específicos.

• Transparencia: comunicar claramente al receptor lo que puede esperar de una sesión de reiki, incluidas sus limitaciones y alcances.

• Límites éticos en Reiki.

Establecer límites claros es fundamental para mantener una práctica ética y saludable. Esto incluye:

• No reemplazar la atención médica o psicológica: el Reiki es una práctica complementaria y no debe utilizarse como sustituto de tratamientos médicos o terapias necesarias. El practicante debe alentar al receptor a buscar atención profesional cuando sea necesario.

• No interferir en decisiones personales: aunque se puede ofrecer apoyo energético, las decisiones vitales deben tomarlas exclusivamente las personas receptoras.

• Evitar la dependencia: el Reiki debe empoderar al receptor, no crear una relación de dependencia. El objetivo es que el receptor aprenda a equilibrar su energía y a integrar el bienestar en su vida diaria.

• Ética en la enseñanza del Reiki.

Para los maestros de Reiki, la ética es igualmente crucial. Al enseñar esta práctica, los maestros asumen la responsabilidad de transmitir no solo las técnicas, sino también los valores fundamentales del Reiki. Esto incluye:

• Honrar la tradición: — Enseñar con fidelidad los principios y técnicas del Reiki, respetando sus raíces y contexto cultural.

• Capacitación adecuada: proporcionar a los estudiantes los conocimientos y herramientas necesarios para practicar Reiki de manera segura y ética.

• Acompañamiento: ofrecer apoyo continuo a los estudiantes después de la formación, asegurándose de que tengan un espacio para resolver dudas y profundizar en su práctica.

• El impacto de la ética en la energía del Reiki.

El Reiki es, por naturaleza, una práctica de alta vibración. Cuando se aborda con ética, esta vibración se magnifica, creando un campo energético aún más poderoso y transformador. La ética garantiza que el Reiki se practique desde un lugar de amor y respeto, lo que a su vez fortalece la conexión con la energía universal y los resultados de la práctica.

• Desafíos éticos y cómo abordarlos.

En ocasiones, los practicantes pueden enfrentarse a desafíos éticos, como cuando esperan resultados inmediatos o cuando la energía del practicante se ve afectada. En estos casos, es útil:

• Buscar guía: consultar con un maestro o colega experimentado para obtener perspectiva y apoyo.

• Reflexionar: tomarse un momento para meditar y reconectar con los principios fundamentales del Reiki.

• Establecer límites: Comunicarse de manera clara y respetuosa, recordando siempre que la integridad es lo más importante.

• Cerrar éticamente una sesión.

El cierre de una sesión de reiki también es un acto ético. Agradecer al receptor, a la energía universal y al momento compartido refuerza la intención positiva de la práctica. También es importante preguntar al receptor cómo se siente y ofrecer un espacio para que exprese sus impresiones o plantee preguntas.

• El Reiki como camino ético.

En última instancia, la ética en Reiki no se reduce a un conjunto de normas, sino que es una forma de vida. Al practicar Reiki con integridad, amor y compasión, no solo sanamos a los demás, sino que también contribuimos a elevar la vibración colectiva del mundo. Este compromiso con la ética refleja la esencia misma del Reiki: un flujo constante de energía universal que nos guía hacia la armonía, la paz y la unidad.

Capítulo 40.
Reiki y limpieza energética

El campo energético que rodea a todas las personas, conocido como aura, así como los espacios y objetos que habitamos o utilizamos, tienden a acumular energías residuales con el tiempo. Estas energías pueden provenir de emociones intensas, pensamientos recurrentes o eventos cargados de tensión, y a menudo interfieren con el flujo natural de energía, provocando sensaciones de pesadez, bloqueo o malestar. En este contexto, el Reiki se presenta como una herramienta poderosa y versátil para realizar limpiezas energéticas que restablecen la armonía y el equilibrio.

La limpieza energética con Reiki no solo ayuda a disipar energías densas, sino que también eleva la vibración de la persona, el espacio o el objeto, permitiendo que la energía universal fluya libremente. Esta práctica puede aplicarse a nivel individual, colectivo o ambiental, adaptándose a las necesidades específicas de cada caso.

• Limpieza energética del campo áurico.

El aura, como extensión energética del cuerpo físico, refleja nuestro estado emocional, mental y espiritual. Cuando interactuamos con otras personas o atravesamos experiencias desafiantes, el aura puede cargarse con energías densas que afectan a nuestro bienestar.

Procedimiento para limpiar el aura:

1. Preparación del practicante: antes de trabajar con el receptor, es importante que el practicante se conecte con la energía universal mediante una breve meditación o autotratamiento.

Procedimiento para limpiar el aura:

1. Preparación del practicante: antes de trabajar con el receptor, es importante que el practicante se conecte con la energía universal mediante una breve meditación o autotratamiento.

2. Escaneo energético: pasar las manos lentamente sobre el cuerpo del receptor, a una distancia de entre 10 y 20 centímetros, para identificar áreas donde la energía se perciba pesada o densa.

3. Barrido energético: realizar movimientos suaves con las manos para «barrer» las energías densas hacia el exterior del campo áurico. Visualizar cómo estas energías son absorbidas por la tierra y transmutadas en luz.

4. Canalización de reiki: colocar las manos sobre los chakras corona, corazón y plexo solar para canalizar energía universal hacia el aura, llenándola de luz y restaurando su equilibrio.

Tras la limpieza, el receptor puede experimentar una sensación de ligereza, calma y claridad, lo que indica que su campo energético se ha armonizado.

Limpieza energética de espacios.

Los espacios en los que vivimos y trabajamos también pueden acumular energías densas, especialmente si en ellos han ocurrido discusiones, enfermedades o eventos emocionalmente cargados. Estas energías pueden alterar la armonía del lugar y de quienes lo habitan.

Procedimiento para limpiar espacios:

1. Preparar el espacio: abrir ventanas para que se liberen las energías densas y circule aire fresco.

2. Intención clara: establecer una intención específica para la limpieza, por ejemplo, «llenar este espacio de luz, paz y armonía».

3. Dibujo de símbolos de Reiki: se pueden visualizar o dibujar símbolos de Reiki, como el Choku Rei, en las paredes,

esquinas y puertas del espacio. Estos símbolos actúan como anclajes de energía universal.

4. Canalización de Reiki: colocar las manos sobre objetos importantes o puntos centrales del espacio y canalizar energía hacia ellos.

5. Herramientas complementarias: usar cristales, como la amatista o la turmalina negra, en las esquinas de la habitación para absorber y transmutar energías densas. También se pueden utilizar inciensos, como el palo santo o la salvia blanca, para reforzar la limpieza.

Tras el proceso, el espacio se sentirá más ligero, acogedor y vibrante, reflejando la renovación energética realizada.

Limpieza energética de objetos:

Los objetos, especialmente los de uso personal o emocional, como joyas, ropa o herramientas de trabajo, también pueden cargarse de energía. Limpiar estos elementos con reiki ayuda a mantener su vibración elevada y a liberar cualquier energía residual acumulada.

Procedimiento para limpiar objetos:

1. Colocar el objeto entre las manos: sostener el objeto con ambas manos y establecer una intención de limpieza y armonización.

2. Canalizar Reiki: visualizar cómo la energía universal fluye desde las manos hacia el objeto, limpiándolo y recargándolo de luz.

3. Uso de símbolos: dibujar el Choku Rei sobre el objeto para potenciar el flujo de energía y sellar su limpieza.

4. Dejar reposar: colocar el objeto sobre un cristal de cuarzo o en un lugar iluminado por la luz solar o lunar para potenciar el proceso.

Herramientas complementarias para limpiezas energéticas:

El Reiki puede combinarse con otras prácticas y herramientas para potenciar las limpiezas energéticas:

• Cristales: la selenita, el cuarzo transparente y la obsidiana son ideales para la limpieza y protección energética.

• Sonidos: se pueden usar cuencos tibetanos, diapasones o campanas para romper y disipar energías densas en el espacio.

• Aceites esenciales: la difusión de aceites esenciales como la lavanda, el eucalipto o el limón durante la limpieza crea un ambiente purificador y armonizador.

Beneficios de la limpieza energética con reiki:

La limpieza energética con Reiki no solo elimina las energías densas, sino que también:

• Restaura la armonía y el equilibrio energético.
• Mejora la claridad mental y emocional.
• Eleva la vibración de personas, espacios y objetos.
• Fomenta un entorno propicio para la sanación, la creatividad y el bienestar.
• Realizar prácticas regulares de limpieza energética.

Incorporar la limpieza energética con reiki en la rutina diaria o semanal ayuda a prevenir la acumulación de energías densas. Esto es especialmente útil para quienes trabajan en entornos emocionalmente cargados o quienes desean mantener una vibración alta en su vida cotidiana.

• Cierre de una limpieza energética.

Al finalizar cualquier proceso de limpieza, es importante sellar el trabajo realizado. Esto puede incluir visualizar una luz protectora que envuelva a la persona, el espacio o el objeto limpiado, así como expresar gratitud hacia la energía universal por su apoyo.

• El Reiki como herramienta de renovación.

En última instancia, la limpieza energética con Reiki no solo transforma nuestro entorno, sino que también nos recuerda que tenemos la capacidad de renovar y equilibrar nuestras energías en cualquier momento. Al trabajar con la energía universal, creamos un flujo constante de luz y armonía que eleva nuestra calidad de vida y fortalece nuestra conexión con el mundo que nos rodea.

Capítulo 41.
Reiki y prosperidad

La prosperidad es un concepto que va más allá de lo material y abarca bienestar, abundancia y satisfacción en todos los aspectos de la vida. Sin embargo, muchas personas enfrentan bloqueos internos y energéticos que limitan su capacidad de recibirla y experimentarla. En este sentido, el Reiki es una herramienta eficaz para desbloquear patrones limitantes, liberar la energía estancada y abrirnos a un flujo más natural y equilibrado de abundancia.

El Reiki no «crea» prosperidad en sí mismo, sino que trabaja para alinear nuestra energía con las vibraciones del universo, ayudándonos a identificar y disolver creencias limitantes o miedos que obstaculizan nuestra capacidad de manifestación. Este proceso nos permite sintonizarnos con una frecuencia más alta, donde la prosperidad fluye de manera natural.

• Prosperidad y flujo energético.

La prosperidad está intrínsecamente relacionada con el flujo energético de los chakras, especialmente:

El chakra raíz está vinculado con la seguridad y las necesidades básicas. Un chakra raíz equilibrado nos ayuda a sentirnos seguros en nuestras capacidades para atraer y gestionar recursos materiales.

• Chakra sacro: relacionado con la creatividad y la pasión, este chakra nos conecta con nuestra capacidad de generar nuevas ideas y oportunidades.

• Plexo solar: la autoconfianza y la fuerza de voluntad para tomar decisiones están enraizadas en este centro energético.

• Chakra del corazón: aunque no suele asociarse directamente con la prosperidad, este chakra es vital para recibir y dar con gratitud y generosidad.

Un flujo energético equilibrado en estos chakras crea una base sólida para la manifestación de la prosperidad en todas sus formas.

• Sesión de reiki para la prosperidad.
• Preparación

Antes de la sesión, el practicante o receptor puede establecer una intención clara relacionada con la prosperidad. Por ejemplo: «Abro mi energía para recibir abundancia con gratitud» o «Libero bloqueos que limitan mi capacidad de manifestar prosperidad». Este enfoque dirige el trabajo energético hacia la intención deseada.

• Procedimiento:

1. Escaneo energético: pasar las manos por los chakras raíz, sacro, plexo solar y corazón para identificar bloqueos o áreas de energía estancada.

2. Limpieza y equilibrio: utilizar técnicas de barrido energético para eliminar tensiones y, a continuación, canalizar Reiki hacia estos chakras para restaurar el equilibrio y promover el flujo.

3. Uso de símbolos: dibujar o visualizar el Choku Rei (símbolo de poder) para amplificar la energía en los centros relacionados con la prosperidad.

4. Meditación guiada: se invita al receptor a visualizar un flujo de luz dorada que entra por el chakra corona, recorre todos los chakras y se expande hacia el mundo exterior, simbolizando el flujo de prosperidad en todas sus formas.

Autotratamiento y prosperidad.

El autotratamiento con Reiki es una práctica esencial para trabajar la manifestación de la prosperidad. Dedicar unos minutos al día a canalizar energía hacia el plexo solar, el corazón y el chakra raíz fortalece la conexión con la abundancia universal.

Un ejercicio efectivo consiste en colocar las manos en el plexo solar y repetir afirmaciones positivas como:

- «Soy digno de prosperidad y abundancia».
- «La abundancia fluye hacia mí fácilmente».
- «Atraigo oportunidades que enriquecen mi vida».

Herramientas complementarias:

El Reiki para la prosperidad puede complementarse con prácticas y herramientas adicionales:

- Cristales: la citrina y el jade son cristales asociados con la abundancia. Al colocarlos sobre los chakras durante una sesión, se amplifica el trabajo energético.
- Aceites esenciales: difundir aromas como canela, naranja o menta crea un ambiente vibracional que fomenta la abundancia.
- Tablero de visión: durante o después de una sesión de reiki, crear un tablero de visión con imágenes y palabras que representen prosperidad ayuda a alinear la energía con las metas deseadas.
- Identificación y liberación de bloqueos.

A menudo, los bloqueos hacia la prosperidad provienen de creencias limitantes profundamente arraigadas, como «No merezco tener abundancia» o «El dinero es la raíz de todos los problemas». Durante una sesión, el Reiki trabaja en los niveles subconscientes para identificar y liberar estas creencias, de modo que el receptor pueda reemplazarlas con patrones más saludables y expansivos.

- Reiki y gratitud en la prosperidad.

La gratitud es un componente clave para manifestar la prosperidad. Al practicar Reiki, incluir un momento para expresar gratitud por lo que se tiene refuerza la conexión con la energía de la abundancia. Este acto de aprecio eleva la vibración del receptor y crea un espacio energético para recibir más.

- Impacto acumulativo.

Con la práctica regular de Reiki, el receptor no solo comienza a manifestar prosperidad en su vida, sino que también desarrolla una relación más equilibrada con ella. Esto incluye una mayor confianza en su capacidad para atraer recursos, un enfoque más positivo hacia el futuro y una sensación de empoderamiento frente a los desafíos.

- Cierre de la sesión.

Al finalizar una sesión de Reiki enfocada en la prosperidad, es útil sellar el trabajo energético con una visualización de luz dorada que rodea al receptor. Esta luz actúa como un símbolo de protección y como un imán para atraer la abundancia. Agradecer a la energía universal por su apoyo y al receptor por su apertura refuerza el impacto positivo de la práctica.

- El Reiki como camino hacia la prosperidad.

En última instancia, el Reiki para la prosperidad no se limita a atraer bienes materiales, sino que consiste en alinear nuestra energía con un flujo más amplio de abundancia en todos los aspectos de la vida. Al trabajar con la energía universal, aprendemos a confiar en nuestra capacidad para manifestar y a reconocer que la verdadera prosperidad surge de un equilibrio interno y una conexión profunda con el universo. Este proceso nos conduce hacia una vida más plena, satisfactoria y en armonía con nuestras aspiraciones más elevadas.

Capítulo 42.
Reiki y salud mental

La salud mental es un pilar esencial para el bienestar general, aunque a menudo se enfrenta a desafíos en forma de estrés, ansiedad, depresión y otros desequilibrios emocionales. En este contexto, el Reiki se presenta como una herramienta complementaria que actúa en los niveles energéticos para apoyar la estabilidad mental y emocional, promoviendo la claridad, la calma y la resiliencia.

El Reiki no reemplaza la atención médica o psicológica, sino que la complementa, ya que refuerza el proceso de sanación desde una perspectiva holística. Su capacidad para equilibrar los centros energéticos del cuerpo, liberar tensiones acumuladas y calmar la mente lo convierte en una herramienta especialmente eficaz para abordar los desafíos de la salud mental.

• Relación entre salud mental y energía

Los estados mentales desequilibrados suelen ir acompañados de bloqueos o desarmonías en los chakras, particularmente en el chakra raíz.

• Chakra raíz: la inseguridad o el miedo pueden manifestarse como bloqueos en este centro, creando una sensación de desconexión y vulnerabilidad.

• Plexo solar: este chakra, asociado con el poder personal y la confianza, se ve afectado por sentimientos de baja autoestima o incapacidad para manejar el estrés.

• Tercer ojo: los pensamientos excesivos o la falta de claridad mental pueden estar relacionados con desequilibrios en este chakra.

• Chakra del corazón: las heridas emocionales, como el dolor por una pérdida o el resentimiento, suelen reflejarse en este centro energético.

El Reiki trabaja para restaurar el flujo energético natural en estos chakras y promover una mayor sensación de equilibrio y estabilidad.

• Sesiones de reiki para la salud mental.

• Preparación

Antes de comenzar una sesión, tanto el practicante como el receptor deben encontrarse en un estado de calma y receptividad. Una breve meditación inicial o ejercicios de respiración consciente ayudan a preparar el campo energético para el trabajo que se realizará. El receptor puede establecer una intención clara, como «Permito que la paz y la claridad entren en mi mente» o «Libero las tensiones que me agobian».

Procedimiento:

1.

Escaneo energético: pasar las manos por el cuerpo del receptor para identificar áreas de bloqueo o tensión.

Escaneo energético: pasar las manos por el cuerpo del receptor para identificar áreas de bloqueo o tensión.

2. Foco en los chakras clave:

Chakra raíz: canalizar Reiki hacia esta zona para promover una sensación de seguridad y conexión con el presente.

o Plexo solar: equilibrar este centro ayuda a liberar el estrés y a recuperar la confianza en la capacidad para afrontar los desafíos.

o Chakra del corazón: trabajar en este chakra fomenta la sanación emocional y el amor propio.

3. Visualización guiada: invitar al receptor a imaginar una luz suave y relajante que fluye a través de su cuerpo y lleva consigo las tensiones mentales y emocionales.

3. Chakra del tercer ojo: canalizar energía hacia este punto ayuda a calmar los pensamientos intrusivos y a promover una visión más clara.

3. Visualización guiada: se invita al receptor a imaginar una luz suave y relajante que fluye a través de su cuerpo y lleva consigo las tensiones mentales y emocionales.

Técnicas adicionales:

- Barrido energético: utilizar movimientos suaves de las manos para «barrer» las energías densas que se acumulan en el aura, especialmente alrededor de la cabeza y los hombros.
- Uso de símbolos de reiki: dibujar el Choku Rei sobre los chakras principales amplifica la energía sanadora y refuerza el equilibrio.
- Herramientas complementarias:

El Reiki para la salud mental puede enriquecerse con prácticas adicionales:
- Cristales: el cuarzo rosa y la amatista son ideales para fomentar la calma y la claridad mental. Al colocarlos en los chakras clave durante la sesión, se potencia el trabajo energético.
- Aceites esenciales: difundir aceites esenciales como la lavanda, la bergamota o el incienso en el ambiente crea un entorno relajante que apoya el proceso de sanación.
- Sonido: utilizar cuencos tibetanos o música suave para estabilizar las frecuencias energéticas del receptor.
- Autotratamiento para la salud mental.

El autotratamiento regular es una herramienta esencial para mantener la estabilidad mental y emocional. Dedicar unos minutos al día a canalizar reiki hacia los chakras del corazón, el plexo solar y el tercer ojo ayuda a liberar tensiones y a fortalecer la resiliencia emocional.

Un ejercicio efectivo consiste en colocar las manos sobre el corazón mientras se repiten afirmaciones como:
- «Estoy en paz conmigo mismo».
- «Acepto mis emociones y las dejo fluir».
- «Libero todo pensamiento que no me sirve».
- Reiki y el estrés

El estrés es una de las causas más comunes de desequilibrios en la salud mental. El Reiki es particularmente efectivo para aliviar el estrés, ya que induce un estado de relajación profunda y calma el sistema nervioso. Durante una sesión, el receptor suele experimentar una sensación de paz que perdura más allá de la propia práctica, lo que le ayuda a afrontar los desafíos con mayor claridad y enfoque.

- Reiki y trastornos emocionales

Aunque el Reiki no cura los trastornos emocionales, puede ser un complemento valioso en el tratamiento de afecciones como la ansiedad o la depresión. Por ejemplo:

En el caso de la ansiedad, el Reiki ayuda a calmar el sistema nervioso y a reducir la hiperactividad mental.

En la depresión, fomenta una mayor conexión con uno mismo, eleva la energía y promueve sentimientos de esperanza y amor propio.

Es importante tener en cuenta que el Reiki debe utilizarse como complemento de la atención psicológica o médica profesional.

- Impacto acumulativo.

El impacto del Reiki en la salud mental es acumulativo. Con sesiones regulares, las personas receptoras suelen informar de:

- Una mayor capacidad para manejar el estrés.
- Mayor claridad mental y enfoque.
- Una conexión más profunda con sus emociones.
- Una sensación general de calma y equilibrio.
- Cierre de la sesión.

Al finalizar una sesión enfocada en la salud mental, es importante sellar el trabajo realizado. Visualizar una luz protectora que rodea al receptor y establecer una intención de paz y estabilidad ayuda a integrar la energía canalizada. También es útil animar al receptor a reflexionar sobre cualquier cambio que haya experimentado durante la sesión.

- El Reiki como apoyo para la salud mental.

En última instancia, el reiki para la salud mental nos recuerda que el equilibrio y la calma son estados accesibles, incluso en los momentos más difíciles. Al trabajar con la energía universal, encontramos un espacio seguro para procesar emociones, liberar tensiones y reconectarnos con nuestra esencia. Este enfoque holístico no solo complementa otros tratamientos, sino que también fomenta una vida más consciente, plena y en armonía con nuestra verdadera naturaleza.

Capítulo 43.
Reiki y transformación personal.

La transformación personal es un proceso continuo de crecimiento y cambio que nos permite alinear nuestra vida con nuestras aspiraciones más profundas y con nuestro propósito. Este proceso no solo implica cambios externos, sino también una profunda evolución interna, en la que liberamos creencias limitantes, patrones de comportamiento restrictivos y emociones acumuladas. En este sentido, el Reiki actúa como catalizador de dicha transformación, ayudándonos a descubrir nuestra verdadera esencia y a desbloquear nuestro potencial.

El Reiki no impone cambios, sino que trabaja en el plano energético para liberar bloqueos y restaurar el equilibrio. Este proceso nos abre a nuevas perspectivas, nos ayuda a tomar decisiones más alineadas con nuestros valores y nos permite afrontar los desafíos con mayor resiliencia y confianza.

• El Reiki como herramienta de autodescubrimiento.

La práctica del Reiki nos invita a explorar nuestro ser interior, fomentando la introspección y el autoconocimiento. Al trabajar en los centros energéticos del cuerpo, el Reiki revela aspectos que necesitan atención y sanación. Este proceso nos permite:

• Identificar patrones limitantes que hemos mantenido inconscientemente.

• Reconocer nuestras fortalezas y talentos únicos.

• Alinear nuestras decisiones con nuestra esencia más auténtica.

• Transformarnos a través de los chakras.

El trabajo energético en los chakras es fundamental para la transformación personal. Cada chakra está asociado con aspectos específicos de nuestra vida y personalidad:

El chakra raíz representa nuestra conexión con la tierra y nuestra sensación de seguridad. Trabajar en este chakra ayuda a superar miedos y a desarrollar una base sólida para el cambio.

• Chakra sacro: relacionado con la creatividad y las emociones, al equilibrar este centro energético podemos expresar nuestras pasiones y gestionar nuestras emociones de manera saludable.

• Plexo solar: es el centro del poder personal y la autoestima. Al canalizar Reiki hacia este chakra, recuperamos la confianza y la capacidad de tomar decisiones alineadas con nuestro propósito.

• Chakra del corazón: este chakra nos conecta con el amor y la compasión. Trabajar en esta área fomenta la sanación emocional y nos ayuda a cultivar relaciones más auténticas y enriquecedoras.

• Tercer ojo y corona: estos chakras superiores están relacionados con la intuición y la conexión espiritual. Al equilibrarlos, accedemos a una mayor claridad mental y a una visión más elevada de nuestra vida.

• Sesión de reiki para la transformación personal.

• Preparación

Antes de una sesión enfocada en la transformación personal, el receptor puede establecer una intención clara, como, por ejemplo: «Estoy listo para liberar lo que ya no me sirve y dar la bienvenida a nuevos comienzos» o «Permito que mi energía fluya en armonía con mi propósito».

El practicante también debe preparar el espacio, asegurándose de que sea tranquilo y propicio para la práctica energética.

Procedimiento:

1. Escaneo energético: pasar las manos por el cuerpo del receptor para identificar bloqueos o áreas que necesiten atención.

Escaneo energético: pasar las manos por el cuerpo del receptor para identificar bloqueos o áreas que necesiten atención.

2. Canalización de reiki: trabajar en los chakras clave mencionados, comenzando por el chakra raíz y moviéndose hacia arriba, para asegurar un flujo equilibrado de energía.
3. Uso de símbolos: se dibujan símbolos de reiki, como el Choku Rei, para amplificar la energía, y el Sei He Ki, para trabajar en el nivel emocional.
4. Visualización guiada: se invita al receptor a imaginar una luz brillante que fluye a través de su cuerpo, limpiando bloqueos y activando su potencial interno.

• Integración: al final de la sesión, el practicante puede sellar el trabajo realizado visualizando una luz protectora que rodea al receptor e instaurar una intención de continuidad en su proceso de transformación.

Al final de la sesión, el practicante puede sellar el trabajo realizado visualizando una luz protectora que rodea al receptor e intuyendo una intención de continuidad en su proceso de transformación.

• Autotratamiento y transformación personal.

El autotratamiento es una herramienta esencial para quienes buscan la transformación personal. Al dedicar tiempo diario a canalizar Reiki hacia los chakras, especialmente el plexo solar y el corazón, se fomenta un proceso constante de liberación y evolución.

Un ejercicio efectivo consiste en:

1. Sentarse en un lugar tranquilo y colocar las manos sobre el plexo solar.
2. Respirar profundamente mientras se repiten afirmaciones como:

o «Soy un canal para el cambio positivo».

o «Dejo ir lo que ya no necesito».

o «Acojo con gratitud mi crecimiento personal».

Herramientas complementarias:

El Reiki para la transformación personal puede complementarse con otras prácticas:

- Cristales: usar amatista para la introspección, cuarzo rosa para la sanación emocional y citrina para la confianza y el empoderamiento.
- Aceites esenciales: difundir aromas como sándalo, incienso o bergamota durante la práctica de reiki para potenciar la introspección y el equilibrio.
- Diario de reflexiones: Después de una sesión o autotratamiento, escribir los pensamientos, emociones o ideas que surjan ayuda a integrar las experiencias y a identificar patrones.
- La transformación como proceso continuo.

Es importante recordar que la transformación personal no ocurre de manera instantánea. Se trata de un proceso gradual que requiere paciencia, dedicación y autocompasión. Con la práctica regular de Reiki, los cambios comienzan a manifestarse en todos los aspectos de la vida: desde una mayor claridad mental hasta relaciones más saludables y una conexión más profunda con el propósito vital.

- Impacto acumulativo.

El impacto del Reiki en la transformación personal se profundiza con el tiempo. A medida que trabajamos en los niveles energético, emocional y espiritual, nos volvemos más conscientes de nuestra capacidad para crear cambios positivos. Esto no solo nos ayuda a superar desafíos, sino también a vivir con mayor autenticidad y alineación.

- Cierre de la sesión.

Al finalizar una sesión enfocada en la transformación personal, el practicante puede invitar al receptor a reflexionar sobre cualquier sensación, pensamiento o cambio experimentado. Este momento de integración refuerza el trabajo realizado y establece una intención para los próximos pasos en el camino de transformación.

- El Reiki como camino de evolución.

En última instancia, el Reiki nos recuerda que el cambio es algo natural en la vida. Al trabajar con la energía universal, aceptamos la transformación no como algo que temer, sino como una oportunidad para crecer, sanar y convertirnos en la mejor versión de nosotros mismos. Este proceso nos conecta con nuestra esencia más auténtica y nos guía hacia una vida más plena, significativa y en armonía con el flujo del universo.

Capítulo 44.
Reiki y armonía familiar

La familia, como núcleo fundamental de la sociedad, es un espacio donde confluyen emociones, experiencias y vínculos profundos. Sin embargo, las relaciones familiares también pueden estar marcadas por tensiones, malentendidos y desequilibrios energéticos que afectan a la armonía del hogar. En este contexto, el Reiki se presenta como una herramienta capaz de restaurar la paz, fortalecer los lazos y crear un ambiente de amor y comprensión mutua.

El Reiki no solo trabaja a nivel individual, sino que también tiene un impacto en las dinámicas colectivas. Al canalizar energía universal hacia las relaciones familiares, el Reiki ayuda a liberar emociones atrapadas, sanar heridas del pasado y promover un flujo energético más equilibrado que favorece la convivencia y el entendimiento mutuo.

• La familia como sistema energético.

Cada miembro de la familia aporta su propia energía al sistema colectivo, por lo que cualquier desequilibrio individual puede afectar a la dinámica general. Por ejemplo:

El estrés o la ansiedad de un miembro pueden influir en la paz del hogar.

• Las emociones no expresadas, como la ira o la tristeza, pueden acumularse y generar tensiones.

• Las heridas intergeneracionales, es decir, los patrones de comportamiento o creencias limitantes transmitidos de generación en generación, también pueden bloquear el flujo de armonía.

El Reiki limpia y equilibra estas energías, ayudando a cada miembro de la familia a sanar y contribuyendo a crear un entorno más armónico.

Sesiones de Reiki para la armonía familiar.

• Preparación

Antes de una sesión de Reiki enfocada en la armonía familiar, es útil establecer una intención clara, como «fomentar la paz y la comprensión en nuestra familia» o «sanar las energías que bloquean nuestra conexión». Si es posible, involucrar a todos los miembros de la familia en esta intención refuerza el trabajo energético.

• Dinámica de la sesión:

1. Trabajo individual: se comienza canalizando Reiki hacia cada miembro de la familia, identificando y equilibrando sus energías individuales.

2. Trabajo colectivo: una vez que se hayan equilibrado las energías individuales, se canalizará Reiki hacia el sistema familiar en su conjunto. Visualizar un flujo de luz que conecta a todos los miembros y crea un campo energético de amor y comprensión.

3. Uso de símbolos: dibujar símbolos de Reiki, como el Sei He Ki, para sanar emociones y fortalecer la conexión entre los miembros de la familia.

4. Meditación grupal: guiar a la familia en una meditación en la que cada miembro visualice luz y amor fluyendo hacia los demás.

Reiki para sanar heridas del pasado.

Muchas tensiones familiares están enraizadas en heridas del pasado que no se han sanado. Estas pueden incluir desacuerdos, traumas o patrones de comportamiento heredados. El Reiki ayuda a liberar estas energías atrapadas, permitiendo que los miembros de la familia se reconecten desde un lugar de amor y perdón.

Proceso de sanación:

1. Identificación del bloqueo: durante la sesión, el practicante puede sentir una densidad energética relacionada con un evento o emoción específicos.

2. Canalización de Reiki: se trabaja en los chakras correspondientes a estas emociones, como el corazón para el amor y el perdón, o el plexo solar para la confianza y el poder personal.

3. Liberación emocional: permitir que los miembros de la familia expresen sus sentimientos en un espacio seguro, apoyados por la energía universal.

Herramientas complementarias:

El Reiki para la armonía familiar puede complementarse con otras prácticas:

• Cristales: colocar cuarzo rosa o amatista en zonas comunes del hogar, como la sala de estar, para crear un ambiente de paz y amor.

• Aceites esenciales: difundir aromas como lavanda, naranja dulce o sándalo para crear un entorno relajante que favorezca la comunicación y la comprensión.

• Sonido: utilizar música suave o cuencos tibetanos para limpiar las energías del hogar y fomentar un flujo vibracional armónico.

• Reiki y comunicación familiar.

La comunicación es esencial para mantener la armonía familiar. Sin embargo, los malentendidos y las emociones no expresadas pueden bloquear este flujo. Durante una sesión, se puede enfocar el Reiki en el chakra de la garganta de los miembros de la familia para promover una comunicación clara, honesta y respetuosa.

Como ejercicio complementario, se puede invitar a cada miembro a expresar una intención positiva hacia los demás, lo que refuerza el vínculo y la empatía mutua.

• Autotratamiento para fortalecer la armonía.

El autotratamiento también es una herramienta muy eficaz para contribuir a la armonía familiar. Cuando cada miembro de la familia trabaja en su propio equilibrio energético, el sistema colectivo se ve beneficiado. Dedicar unos minutos al día a canalizar Reiki hacia el corazón y el plexo solar ayuda a mantener una energía estable y positiva en el hogar.

- Impacto acumulativo:

Con sesiones regulares, el Reiki puede transformar profundamente las dinámicas familiares. Los miembros informan de una mayor comprensión mutua, menos conflictos y un ambiente más ligero y acogedor. Además, el trabajo energético fortalece los lazos emocionales y crea una base sólida para afrontar juntos los desafíos.

- Cierre de la sesión.

Al finalizar una sesión de Reiki enfocada en la armonía familiar, es útil realizar una visualización grupal. Imaginar un círculo de luz dorada que rodea a la familia refuerza el trabajo energético y establece una intención de paz duradera. Agradecer a la energía universal y al compromiso de cada miembro refuerza los resultados.

- El Reiki como puente para la unidad.

En última instancia, el Reiki nos recuerda que la familia es un espacio sagrado donde el amor y la comprensión pueden florecer. Al trabajar con la energía universal, creamos un entorno donde cada miembro se siente visto, valorado y apoyado. Este enfoque no solo fortalece las relaciones familiares, sino que también promueve un legado de armonía y conexión que perdura más allá de las generaciones.

Capítulo 45.
Reiki y relaciones amorosas

Las relaciones amorosas son una de las experiencias más enriquecedoras y desafiantes de la vida. Estas conexiones íntimas nos brindan la oportunidad de crecer, compartir y experimentar la vida desde una perspectiva de unidad. Sin embargo, también pueden estar marcadas por malentendidos, heridas emocionales y patrones de comportamiento que generan desequilibrios. En este contexto, el Reiki se presenta como un recurso invaluable para fortalecer, sanar y profundizar en las relaciones amorosas.

El Reiki no solo actúa como un catalizador de sanación individual, sino que también trabaja en el nivel energético de la relación, ayudando a liberar bloqueos emocionales, fomentando la comunicación y creando un espacio vibracional de amor y comprensión mutua.

• Relaciones amorosas como intercambio energético.

Cada relación amorosa implica un flujo constante de energía entre las personas involucradas. Este intercambio puede enriquecerse cuando ambos miembros de la pareja están en equilibrio, pero también puede verse afectado por tensiones, resentimientos o heridas del pasado. El Reiki, al equilibrar las energías individuales y colectivas, ayuda a restablecer un flujo armonioso que fortalece la conexión entre las parejas.

Indicadores de desequilibrios energéticos en una relación:
• Falta de comunicación o comprensión mutua.
• Sensación de distancia emocional.
• Conflictos recurrentes o tensión constante.
• Dificultades para superar heridas del pasado.

Sesiones de reiki para relaciones amorosas.
• Preparación

Antes de una sesión enfocada en relaciones amorosas, es esencial que ambos miembros de la pareja estén dispuestos a participar y comprometidos con el proceso de sanación y fortalecimiento. Si solo uno de los miembros está presente, el Reiki aún puede ser efectivo al trabajar en la energía individual y establecer intenciones para la relación.

• Dinámica de la sesión:

1. Trabajo individual: se comienza con cada persona de manera individual, canalizando Reiki hacia los chakras principales para equilibrar su energía personal.

Chakra raíz: fomenta la estabilidad y la seguridad en la relación.

Chakra sacro: abre el flujo emocional y la conexión íntima.

Chakra del corazón: promueve el amor, la empatía y el perdón.

Chakra de la garganta: facilita la comunicación clara y honesta.

Chakra sacro: abre el flujo emocional y la conexión íntima.

Chakra raíz: fomenta la estabilidad y la seguridad en la relación.

Chakra de la garganta: facilita la comunicación clara y honesta.

2. Trabajo colectivo: una vez equilibradas las energías individuales, canalizar Reiki hacia el campo energético compartido. Visualizar un flujo de luz que conecta a ambos, sanando bloqueos y fortaleciendo el vínculo.

3. Uso de símbolos: para sanar heridas emocionales, se debe dibujar el Sei He Ki, y para armonizar energías a nivel espiritual y profundo, el Hon Sha Ze Sho Nen.

4. Meditación guiada: invitar a la pareja a visualizar una esfera de luz dorada que los envuelve, simbolizando su conexión y el amor mutuo.

• Reiki para sanar heridas del pasado.

Las relaciones amorosas a menudo cargan con heridas del pasado que, si no se procesan, pueden generar bloqueos energéticos. Estas heridas pueden ser resultado de malentendidos, conflictos o experiencias previas que afectan a la confianza y la apertura emocional.

• Proceso de sanación:

1. Identificación de la herida: durante la sesión, el practicante puede percibir tensiones relacionadas con un evento o emoción específicos.

2. Canalización de Reiki: trabajar en los chakras relacionados, especialmente en el corazón y el plexo solar, para liberar la energía atrapada.

3. Visualización de liberación: se guía a la pareja para que imagine cómo la luz del Reiki disuelve las cargas emocionales y abre espacio para la comprensión y el perdón.

Herramientas complementarias:

El Reiki para relaciones amorosas puede complementarse con las siguientes herramientas:

• Cristales: usar cuarzo rosa para fortalecer el amor y la conexión emocional, o amatista para promover la claridad y el entendimiento mutuo.

• Aceites esenciales: difundir aromas como el ylang ylang, la rosa o el sándalo para crear un ambiente cálido y armonioso.

• Rituales compartidos: invitar a la pareja a realizar pequeñas ceremonias, como encender una vela mientras expresan intenciones positivas para su relación.

• Reiki y comunicación en la pareja.

La comunicación es un pilar fundamental en cualquier relación amorosa. Cuando el flujo comunicativo se bloquea, el reiki puede enfocarse en el chakra de la garganta para facilitar la expresión sincera y respetuosa.

Un ejercicio práctico consiste en que cada miembro coloque las manos sobre la garganta mientras repite afirmaciones como:

• «Me expreso con claridad y amor».

«Escucho y comprendo a mi pareja».

- Autotratamiento para el amor propio.

El amor propio es esencial para tener una relación saludable. Al trabajar en su propia sanación, cada miembro de la pareja contribuye al equilibrio y la fortaleza de la relación. Dedicar tiempo al autotratamiento, canalizando Reiki hacia el corazón y el plexo solar, fomenta la autoaceptación y el empoderamiento.

- Impacto acumulativo.

Con sesiones regulares de reiki, las parejas suelen experimentar:

- Mayor empatía y comprensión mutua.
- Reducción de conflictos y tensiones.
- Fortalecimiento del vínculo emocional e íntimo.
- Un ambiente de respeto, amor y apoyo mutuo.
- Cierre de la sesión.

Al finalizar una sesión de reiki para relaciones amorosas, es útil realizar una visualización grupal para sellar el trabajo energético. Imaginar un círculo de luz rosada que rodea a la pareja refuerza la intención de amor y armonía. Agradecer a la energía universal por el trabajo realizado y a la pareja por su apertura fortalece los resultados.

- El Reiki como camino hacia el amor pleno.

En última instancia, el Reiki nos recuerda que las relaciones amorosas son un reflejo de nuestra conexión con nosotros mismos y con el universo. Al trabajar con la energía universal, aprendemos a sanar, a amar y a ser amados desde un lugar de autenticidad y apertura. Este proceso no solo fortalece los lazos entre las parejas, sino que también nos guía hacia una experiencia más profunda y enriquecedora del amor en todas sus formas.

Capítulo 46.
Reiki y confianza

La confianza es un elemento esencial en la vida de cualquier persona. Desde la autoconfianza hasta la confianza en los demás y en el flujo de la vida, esta cualidad nos permite afrontar desafíos, establecer relaciones significativas y avanzar con determinación hacia nuestros objetivos. Sin embargo, la confianza puede verse afectada por experiencias pasadas, miedos o dudas, lo que crea bloqueos energéticos que limitan nuestro potencial.

El Reiki, como práctica que armoniza los niveles energético, emocional y espiritual, actúa como un puente para recuperar y fortalecer la confianza. Al liberar bloqueos en los chakras y fomentar un flujo energético equilibrado, el Reiki ayuda a transformar los patrones de inseguridad en una sensación renovada de fortaleza y seguridad.

• La confianza y los chakras

La confianza está estrechamente vinculada con ciertos chakras que, cuando están desequilibrados, pueden manifestar inseguridad o dudas:

• Chakra raíz: este centro energético, asociado con la seguridad y el arraigo, es fundamental para sentirnos seguros en nosotros mismos y en nuestro entorno.

• Plexo solar: es el centro del poder personal y la autoestima. Cuando está bloqueado, puede generar inseguridad y falta de confianza en nuestras habilidades.

• Chakra del corazón: la confianza en los demás y en las relaciones se nutre desde este chakra, que fomenta el amor y la apertura.

• Tercer ojo: este chakra nos conecta con la intuición y la capacidad de confiar en nuestras percepciones y decisiones.

Trabajar con estos chakras a través del Reiki permite desbloquear patrones limitantes y restablecer un equilibrio que favorece la autoconfianza y la seguridad en uno mismo y en los demás.

Sesiones de reiki para aumentar la confianza.

• Preparación

Antes de una sesión enfocada en la confianza, el receptor puede establecer una intención clara, como, por ejemplo: «Confío en mí mismo y en mi capacidad para superar cualquier desafío» o «Permito que la confianza fluya en mi vida».

El practicante, por su parte, debe crear un espacio seguro y cómodo donde el receptor se sienta a gusto para abrirse al proceso energético.

Procedimiento:

1. Escaneo energético: pasar las manos por el cuerpo del receptor para identificar áreas de tensión o desequilibrio, prestando especial atención a los chakras raíz, plexo solar, corazón y tercer ojo.

2. Canalización de reiki: trabajar en los chakras mencionados para liberar bloqueos y promover un flujo energético armonioso.

El chakra raíz: canalizar energía hacia esta zona ayuda a arraigar la sensación de seguridad.

El plexo solar: enfocarse en este chakra refuerza la autoestima y el poder personal.

o Corazón: trabajar en este chakra fomenta la confianza en las relaciones y en uno mismo.

3. Tercer ojo: equilibrar este chakra permite confiar en la intuición y en el flujo de la vida.

3. Uso de símbolos: para amplificar la energía, se puede dibujar el Choku Rei; para sanar patrones emocionales, el Sei He Ki, y para reforzar la conexión con el propósito y la intuición, el Hon Sha Ze Sho Nen.

4. Visualización guiada: se guía al receptor para que imagine una luz dorada que fluye a través de su cuerpo, llenándolo de fuerza, seguridad y confianza.

Autotratamiento para fortalecer la confianza.

El autotratamiento regular es una herramienta muy eficaz para fortalecer la confianza. Dedicando unos minutos al día a canalizar Reiki hacia el plexo solar y el corazón, se promueve un estado constante de seguridad y empoderamiento.

Un ejercicio sencillo consiste en:

1. Sentarse en un lugar tranquilo y colocar las manos sobre el plexo solar.
2. Respirar profundamente mientras se repiten afirmaciones como:

o «Confío en mí mismo y en mis decisiones».

o «Soy digno de amor y respeto».

o «Mi intuición me guía hacia lo mejor para mí».

Herramientas complementarias:

El Reiki para aumentar la confianza puede complementarse con otras prácticas:

• Cristales: usar citrino para fortalecer el poder personal, cuarzo rosa para fomentar el amor propio y amatista para confiar en la intuición.

• Aceites esenciales: difundir aromas como bergamota, limón o jengibre para estimular la seguridad y la determinación.

• Visualización de logros: se invita al receptor a imaginarse superando un desafío con éxito mientras recibe Reiki, reforzando así su confianza en sí mismo.

• Reiki y relaciones de confianza.

La confianza en los demás es tan importante como la autoconfianza. Durante una sesión, el Reiki puede enfocarse en el chakra del corazón para liberar miedos o resentimientos que dificulten la apertura hacia los demás.

Un ejercicio complementario para trabajar la confianza mutua consiste en que dos personas se sienten frente a frente, colocando una mano sobre el corazón del otro mientras canalizan Reiki y repiten afirmaciones positivas como: «Confío en nuestra conexión» o «El respeto y el amor fortalecen nuestra relación».

• Impacto acumulativo:

Con sesiones regulares, el Reiki ayuda a:

• Reforzar la seguridad en uno mismo y en las decisiones.

- Superar miedos o inseguridades que limitan el crecimiento personal.
- Establecer relaciones más saludables basadas en la confianza mutua.
- Conectar con la intuición y la guía interior.
- Cierre de la sesión.

Al finalizar una sesión enfocada en la confianza, el practicante puede sellar el trabajo realizado visualizando una luz dorada que rodea al receptor, simbolizando una capa protectora de seguridad y fortaleza. Es importante expresar gratitud hacia la energía universal y el receptor para reforzar el impacto de la sesión.

- El Reiki como fuente de confianza.

En última instancia, el Reiki nos recuerda que la confianza no es algo externo, sino una cualidad inherente a todos. Al trabajar con la energía universal, aprendemos a liberarnos de las dudas y los miedos que nos limitan y nos reconectamos con nuestra esencia más auténtica. Este proceso no solo fortalece nuestra seguridad y autoestima, sino que también nos permite vivir con mayor apertura y plenitud, confiando en nosotros mismos, en los demás y en el flujo natural de la vida.

Capítulo 47.
Reiki y naturaleza

La conexión con la naturaleza es una experiencia profunda que nos recuerda nuestra interdependencia con el mundo que nos rodea. Los ciclos de la vida, las energías de la tierra y el equilibrio de los ecosistemas son reflejos de nuestro propio flujo energético. En este contexto, el Reiki y la naturaleza están intrínsecamente entrelazados, ya que ambos trabajan desde la armonía, el respeto y la interconexión universal.

Practicar Reiki en contacto con la naturaleza no solo potencia el flujo de energía universal, sino que también nos ayuda a renovar nuestra vitalidad, calmar la mente y fortalecer nuestra relación con el entorno natural. Al practicar Reiki en este contexto, aprendemos a colaborar con las fuerzas de la tierra, honrando su sabiduría y contribuyendo a su sanación.

La naturaleza es una fuente de energía.

La naturaleza es una manifestación directa de la energía universal. Los árboles, los ríos, las montañas y los animales son canales naturales que reflejan la abundancia y el equilibrio del flujo energético. Al trabajar con Reiki en entornos naturales, podemos:

• Absorber la energía revitalizante de la tierra.
• Liberar tensiones acumuladas en un entorno de paz.
• Reconectarnos con los ciclos naturales y con nuestra esencia.
• Practicar Reiki al aire libre.

Realizar sesiones de reiki en espacios naturales amplifica su efecto, ya que la energía de la tierra se integra con la energía canalizada. A continuación, se muestran algunos pasos para practicar Reiki en la naturaleza:

1. Elegir un lugar adecuado: un bosque, un jardín o una playa son entornos ideales para conectar con la energía natural.

Elegir un lugar adecuado: un bosque, un jardín o una playa son entornos ideales para conectar con la energía natural.

2. Preparación del espacio: hay que asegurarse de que el lugar esté limpio y tranquilo para permitir un flujo energético fluido.

3. Conexión con la tierra: antes de comenzar, tomarse unos momentos para conectar con la energía del lugar. Esto se puede hacer colocando las manos sobre la tierra, un árbol o una roca mientras se establece una intención de armonización.

4. Canalización de Reiki: realizar una sesión normal de reiki, permitiendo que la energía del entorno refuerce el proceso.

• Reiki para sanar la naturaleza.

Aunque la naturaleza es resiliente, también se ve afectada por la actividad humana y los desequilibrios ambientales. El Reiki puede utilizarse para contribuir a la sanación de los ecosistemas y para restablecer el equilibrio energético de la Tierra.

• Métodos para sanar la naturaleza con Reiki:

1. Enviar Reiki a un lugar específico: dirigir la energía hacia un área afectada, como un bosque dañado, un río contaminado o un terreno erosionado. Visualizar cómo la luz de Reiki restaura la salud y el equilibrio de ese espacio.

2. Trabajar con símbolos: dibujar símbolos de Reiki, como el Choku Rei, en el aire o en el suelo del lugar para amplificar la energía de sanación.

3. Usar cristales: enterrar cristales cargados con Reiki en la tierra o colocarlos cerca de plantas o árboles para apoyar el proceso de sanación.

• Reiki y elementos naturales.

El Reiki también puede combinarse con los elementos de la naturaleza para fortalecer la conexión y el flujo de energía:

• Tierra: trabajar descalzo sobre el suelo o meditar junto a una roca conecta con la estabilidad y la fuerza del chakra raíz.

- Agua: practicar Reiki cerca de un río o el mar ayuda a liberar emociones atrapadas y a limpiar el aura.
- Aire: sentir la brisa mientras se canaliza Reiki fomenta la claridad mental y la renovación energética.
- Fuego: encender una vela o sentarse cerca de una fogata mientras se practica potencia la transformación y la creatividad.
- Reiki y plantas

El Reiki también puede aplicarse directamente a plantas y jardines para favorecer su crecimiento y vitalidad. Este proceso no solo beneficia a las plantas, sino que también profundiza nuestra conexión con el reino vegetal.

- Métodos de aplicación:

1. Colocar las manos sobre la planta: canalizar el reiki hacia las hojas, el tallo o las raíces visualizando luz y energía que fortalecen su crecimiento.

2. Cargar el agua de riego: canalizar Reiki hacia el agua antes de usarla para regar las plantas, amplificando su capacidad de nutrirlas.

3. Trabajar con semillas: antes de plantarlas, sostener las semillas entre las manos mientras se canaliza Reiki para fomentar un crecimiento saludable.

- Impacto de Reiki en la relación con la naturaleza:

Con la práctica regular de Reiki en entornos naturales, desarrollamos una relación más profunda con la tierra y sus ciclos. Esto incluye:

- Una mayor sensibilidad hacia los cambios en el entorno.
- Un sentido renovado de responsabilidad para proteger el medio ambiente.
- Un equilibrio interno que refleja la armonía del mundo natural.

Ejercicio práctico: meditación reiki en la naturaleza.

1. Encuentra un lugar tranquilo en la naturaleza que te haga sentir cómodo y relajado.

2. Siéntate o párate en una posición cómoda y coloca las manos sobre el corazón o sobre la tierra.

3. Cierra los ojos y respira profundamente, sintiendo cómo te conectas con los sonidos, aromas y sensaciones del entorno.

4. Canaliza Reiki hacia ti mismo o hacia la tierra, visualizando un flujo de luz que conecta tu energía con la del entorno.

5. Permanece en este estado el tiempo que desees y deja que la energía universal te renueve y te armonice.

• Cierre de la práctica.

Al finalizar cualquier práctica de reiki en la naturaleza, es importante agradecer al entorno su apoyo y su energía. Este gesto de gratitud refuerza la conexión y honra el flujo universal del que todos formamos parte.

• Reiki y el retorno a la esencia.

En última instancia, el Reiki y la naturaleza nos invitan a recordar nuestra interconexión con el todo. Al trabajar con la energía universal en entornos naturales, nos alineamos con los ritmos de la vida, aprendemos a respetar la sabiduría de la tierra y experimentamos un mayor equilibrio y unidad. Este proceso no solo beneficia nuestra energía personal, sino que también contribuye a la armonía del planeta que todos compartimos.

Capítulo 48.
Reiki y paz mundial

La paz mundial es un anhelo colectivo que trasciende fronteras, culturas e ideologías. En un mundo marcado por conflictos, desigualdades y tensiones, el Reiki ofrece una herramienta poderosa para contribuir a la armonización global desde el ámbito energético. Aunque cada persona puede sentirse pequeña frente a los desafíos planetarios, el Reiki nos recuerda que formamos parte de un flujo universal y que nuestras intenciones y acciones pueden tener un impacto significativo.

Al trabajar con Reiki para la paz mundial, dirigimos la energía universal hacia la sanación de conflictos, la armonización de tensiones y el fortalecimiento de la conexión entre las personas. Esta práctica no solo beneficia a las comunidades afectadas, sino que también transforma al practicante, fomentando una conciencia más amplia y un compromiso con la compasión y la unidad.

• El Reiki como herramienta para la paz.

El Reiki opera en niveles que van más allá de lo físico y lo inmediato. Su enfoque energético lo convierte en un puente para conectar intenciones positivas con las necesidades globales. Cuando canalizamos Reiki hacia la paz mundial, trabajamos en tres dimensiones principales:

• Sanación colectiva: enviamos energía a lugares, comunidades o situaciones que requieren armonización.

• Elevación vibracional: contribuimos a elevar la frecuencia energética global, fomentando la cooperación y la comprensión mutua.

• Empoderamiento individual: al canalizar Reiki para la paz mundial, también sanamos nuestros propios conflictos internos y nos convertimos en agentes de cambio más efectivos.

• Preparación para trabajar con Reiki y la paz mundial.

Antes de canalizar Reiki hacia el mundo, es importante que el practicante se encuentre en un estado de equilibrio y conexión. Algunas sugerencias son:

1. Autotratamiento: dedicar unos minutos a armonizar los propios chakras, especialmente el corazón y el plexo solar, para establecer una base de serenidad y claridad.

2. Meditación: Entrar en un estado meditativo para conectar con la energía universal y establecer una intención clara, como, por ejemplo, «Que la energía universal traiga paz, armonía y sanación a quienes la necesiten».

3. Protección energética: visualizar una luz protectora que rodea al practicante para asegurar que el trabajo energético fluya de manera segura y efectiva.

Métodos para trabajar con Reiki y la paz mundial.

1. Envío de Reiki a situaciones globales.

El reiki puede utilizarse para abordar conflictos específicos, desastres naturales o áreas del mundo que requieran sanación.

1. Establecer la intención: identificar la situación o lugar al que se enviará el reiki, visualizando un flujo de energía que lleva paz y equilibrio.

2. Uso de símbolos: se debe dibujar el Hon Sha Ze Sho Nen para conectar con la situación a distancia, seguido del Sei He Ki para armonizar emociones y del Choku Rei para amplificar la energía.

3. Canalización de Reiki: enviar la energía universal con amor y compasión, permitiendo que fluya hacia donde sea más necesario.

• Meditación grupal por la paz.

Las meditaciones grupales potencian la energía canalizada, creando un campo vibracional más fuerte y expansivo.

1. Reunir al grupo: crear un espacio físico o virtual donde los participantes puedan unirse con una intención compartida.

2. Establecer la intención colectiva: guiar al grupo para que visualice un mundo en paz, con comunidades conectadas por el amor y la comprensión.

3. Canalización conjunta: todos los participantes canalizan Reiki simultáneamente hacia el planeta, visualizando una luz dorada que lo envuelve y sana sus heridas.

• Trabajar con mapas o representaciones visuales.

Un mapa o una representación visual del mundo puede ser una herramienta muy eficaz para enfocar la energía.

Colocar las manos sobre el mapa: Canalizar Reiki hacia las áreas que lo necesiten y visualizar luz y armonía.

2. Uso de cristales: colocar cristales cargados con reiki sobre el mapa para amplificar la energía enviada.

• Reiki y el papel del corazón.

El chakra del corazón es fundamental en el trabajo de Reiki para la paz mundial. Es el centro del amor incondicional y la compasión, cualidades esenciales para contribuir a la armonía global.

Durante la práctica, el practicante puede colocar una mano sobre su corazón y otra extendida hacia el mundo, canalizando Reiki desde un lugar de amor profundo y sincero.

• Impacto acumulativo.

El trabajo constante con Reiki para la paz mundial tiene efectos acumulativos, tanto a nivel global como personal:

• En el mundo: contribuye a la reducción de tensiones, la sanación de comunidades y la promoción de valores como la empatía y la cooperación.

• En el practicante: fomenta un sentido de propósito, conexión y paz interior, y transforma a quienes participan en agentes conscientes de cambio.

• Cierre de la práctica.

Al finalizar cualquier práctica de Reiki para la paz mundial, es importante sellar el trabajo realizado con gratitud y claridad. Visualizar la energía universal fluyendo hacia el mundo con intenciones de paz y armonía refuerza el impacto del esfuerzo realizado.

Expresar gratitud hacia la energía universal y hacia todos los seres humanos, independientemente de sus diferencias, fortalece la conexión y el compromiso con la paz.

• Reiki y la construcción de un futuro en paz.

En última instancia, el Reiki nos recuerda que la paz mundial comienza con la paz interior. Al trabajar con la energía universal, contribuimos a sanar las heridas colectivas y a promover un mundo donde prevalezcan el amor, la comprensión y la unidad. Este proceso nos invita a reconocer nuestro poder como individuos para ser parte del cambio y a confiar en que cada acto de sanación, por pequeño que parezca, tiene un impacto resonante en la creación de un futuro más armonioso para todos.

Capítulo 49.
Reiki y silencio interior

En un mundo saturado de estímulos constantes, alcanzar el silencio interior se ha convertido en una necesidad esencial para el bienestar mental, emocional y espiritual. Este estado de quietud no implica la ausencia de sonido, sino un espacio interno de paz donde la mente encuentra claridad, el corazón se armoniza y el espíritu se conecta con el flujo universal.

El Reiki, como práctica que equilibra la energía y calma el sistema nervioso, es una herramienta ideal para cultivar el silencio interior. Al canalizar energía universal, el Reiki disuelve tensiones mentales, libera bloqueos emocionales y nos guía hacia una profunda conexión con nuestra esencia. Este proceso nos permite escuchar nuestra sabiduría interna y responder a la vida desde una perspectiva de calma y equilibrio.

• La naturaleza del silencio interior

El silencio interior no es un estado pasivo, sino un espacio activo donde podemos observar nuestros pensamientos, emociones y sensaciones sin juzgarlos. Este estado nos invita a:

• Liberarnos del ruido mental: reducir la actividad de pensamientos repetitivos o intrusivos.

• Reconectar con la intuición: — Escuchar la voz de nuestra guía interna.

• Experimentar paz profunda: sentirnos en equilibrio, independientemente de las circunstancias externas.

El Reiki trabaja directamente en estos aspectos y nos ayuda a cultivar y mantener el silencio interior en nuestra vida diaria.

• Sesiones de Reiki para el silencio interior.
• Preparación.

Antes de comenzar una sesión enfocada en el silencio interior, el receptor y el practicante pueden establecer una intención clara, como, por ejemplo, «Permito que mi mente y mi corazón encuentren paz» o «Abro un espacio interno de quietud y claridad».

El entorno también es importante. Crear un espacio tranquilo, con luz tenue y música suave, favorece la relajación y la introspección.

Procedimiento:
1.
Procedimiento:
1. Escaneo energético: se pasan las manos por el cuerpo del receptor para identificar áreas de tensión o desequilibrio, especialmente en la cabeza, el corazón y el plexo solar.

Escaneo energético: se comienza pasando las manos por el cuerpo del receptor para identificar áreas de tensión o desequilibrio, especialmente en la cabeza, el corazón y el plexo solar.

2. Trabajo en los chakras clave:
• Tercer ojo: canalizar Reiki hacia este chakra calma la mente y fomenta la claridad mental.
o Corazón: trabajar en este centro energético libera emociones atrapadas y crea un espacio para la quietud.
o Raíz: proporciona estabilidad y conexión con el presente, esenciales para alcanzar el silencio interior.

3. Uso de símbolos: para equilibrar emociones, se utiliza el Sei He Ki, y para profundizar la conexión interna, el Hon Sha Ze Sho Nen.

4. Meditación guiada: se guía al receptor hacia un estado meditativo mediante la visualización de símbolos como un lago tranquilo o un cielo despejado, que representan el silencio interior.

• Ejercicio de autotratamiento para el silencio interior.

El autotratamiento es una práctica muy eficaz para cultivar el silencio interior de manera regular. Un ejercicio sencillo consiste en:

1. Sentarse en un lugar tranquilo y colocar una mano en el plexo solar y otra en el corazón.
2. Respirar profundamente, inhalando calma y exhalando cualquier tensión.
3. Repetir afirmaciones como:
o «Mi mente está tranquila y mi corazón en paz».
o «En el silencio encuentro mi fortaleza».
4. Dejar que el flujo de Reiki disuelva cualquier ruido mental o emocional y crear así un espacio de quietud.

Herramientas complementarias:

El Reiki para el silencio interior puede combinarse con otras prácticas:

• Cristales: la amatista y el cuarzo transparente son ideales para calmar la mente y promover la introspección.

• Sonido: utilizar cuencos tibetanos o campanas al inicio y al final de la sesión ayuda a crear un estado vibracional de calma.

• Aceites esenciales: difundir aceites esenciales como la lavanda, el incienso o la salvia en el ambiente favorece un estado de relajación profunda.

Beneficios del silencio interior a través del Reiki:

Con la práctica regular, el Reiki para el silencio interior ofrece múltiples beneficios:

• Mayor claridad mental: al reducir el ruido interno y facilitar la toma de decisiones.

• Equilibrio emocional: liberando tensiones y cultivando la serenidad.

• Profundización espiritual: facilita la conexión con nuestra esencia y con el flujo universal.

• Reiki y silencio interior en la vida cotidiana.

El silencio interior no se limita a las sesiones de reiki, sino que puede integrarse en la vida diaria:

• Pausas conscientes: Dedicar unos minutos al día a respirar profundamente y canalizar Reiki hacia uno mismo, incluso en medio de otras actividades.

- Mindfulness con Reiki: practicar la atención plena mientras se canaliza Reiki, enfocándose en las sensaciones presentes y en el flujo de energía.
- Momentos en la naturaleza: realizar sesiones de reiki al aire libre y conectar con el silencio inherente de los entornos naturales.
- Efecto acumulativo.

Con el tiempo, trabajar con Reiki para el silencio interior transforma nuestra relación con el mundo y con nosotros mismos. Nos volvemos más conscientes de nuestros pensamientos y emociones, reaccionamos menos a los estímulos externos y respondemos a la vida desde un lugar de calma y claridad.

- Cierre de la sesión.

Al finalizar una sesión, es útil sellar el trabajo realizado visualizando una luz suave que envuelve al receptor, simbolizando su conexión con su silencio interior. Agradecer a la energía universal y al momento compartido refuerza el impacto de la práctica.

- El Reiki como camino hacia la quietud.

En última instancia, el Reiki nos enseña que el silencio interior no es un lugar al que debemos llegar, sino un estado al que podemos regresar una y otra vez. Este espacio de paz y claridad nos permite navegar por la vida con confianza y equilibrio, y nos recuerda que, incluso en medio del caos, siempre podemos encontrar un centro de quietud dentro de nosotros. Al cultivar este silencio, nos alineamos con el flujo universal y nos abrimos a una experiencia más plena y armoniosa de la existencia.

Capítulo 50.
Reiki y alegría

La alegría es una de las emociones más elevadas que un ser humano puede experimentar. Representa un estado de plenitud y bienestar en el que la mente, el cuerpo y el espíritu están en armonía. Sin embargo, en medio de los desafíos cotidianos, muchas personas encuentran difícil acceder a él o mantenerlo. El Reiki, al equilibrar las energías internas y liberar bloqueos emocionales, se convierte en un camino efectivo para cultivar y sostener la alegría como una parte integral de la vida.

El Reiki no genera alegría de manera artificial, sino que desbloquea las barreras que la impiden. Al restaurar el flujo natural de energía, esta práctica nos conecta con nuestra esencia más auténtica, donde la alegría reside de manera innata.

• La alegría y los chakras

El estado de alegría está estrechamente relacionado con el equilibrio energético de ciertos chakras:

El chakra sacro está asociado con la creatividad y el disfrute, y desbloquea la capacidad de experimentar placer y gozo en la vida.

• Plexo solar: este centro energético fomenta la autoestima y la confianza, pilares fundamentales para disfrutar de la vida con plenitud.

• Chakra del corazón: es la fuente del amor incondicional y la compasión, que son esenciales para experimentar alegría en las relaciones y en la conexión con el mundo.

Trabajar con estos chakras mediante Reiki permite liberar tensiones y restaurar un estado de equilibrio que facilita la experiencia de una alegría auténtica.

Sesiones de reiki para cultivar la alegría.
- Preparación

Antes de una sesión enfocada en la alegría, el receptor puede establecer una intención clara, como: «Abro mi corazón para recibir y experimentar alegría» o «Permito que la energía fluya libremente, llenándome de dicha y vitalidad».

El practicante puede crear un ambiente positivo utilizando elementos como flores frescas, luz cálida y música alegre.

Procedimiento:

1. Escaneo energético: pasar las manos por el cuerpo del receptor para identificar bloqueos, especialmente en los chakras sacro, plexo solar y corazón.

2. Trabajo en los chakras clave:

- Chakra sacro: canalizar Reiki para liberar bloqueos emocionales que impiden disfrutar plenamente.

o Plexo solar: equilibrar este centro energético para fortalecer la autoconfianza y la vitalidad.

o Corazón: trabajar en este chakra fomenta la apertura al amor y a la gratitud, que son pilares de la alegría.

3. Uso de símbolos: para sanar emociones, se dibuja el Sei He Ki, y para amplificar la energía positiva, el Choku Rei.

4. Visualización guiada: guiar al receptor hacia un estado meditativo en el que imagine una luz cálida y brillante que lo inunde todo, simbolizando la alegría que fluye libremente.

Autotratamiento para la alegría.

El autotratamiento es una práctica esencial para cultivar la alegría en la vida diaria. Un ejercicio sencillo consiste en:

1. Sentarse en un lugar tranquilo, colocar las manos sobre el corazón y el plexo solar.

2. Respirar profundamente y visualizar un flujo de luz dorada que inunda el cuerpo de energía positiva.

3. Repetir afirmaciones como:

o «La alegría es mi estado natural».

«Encuentro felicidad en las pequeñas cosas de la vida».

«Dejo que la energía universal me llene de vitalidad y dicha».

- Reiki y la alegría en la vida cotidiana

El Reiki no solo se trabaja en las sesiones formales, sino que también puede integrarse en la rutina diaria para mantener un estado constante de alegría:

- Reiki por la mañana: comenzar el día canalizando energía hacia uno mismo y estableciendo una intención de alegría para las próximas horas.
- Reiki en momentos difíciles: cuando surjan desafíos, colocar las manos sobre el plexo solar y el corazón ayuda a equilibrar las emociones y a recuperar una perspectiva positiva.
- Reiki en la naturaleza: practicarlo al aire libre, rodeado de belleza natural, refuerza la conexión con el momento presente y la gratitud.
- Herramientas complementarias:

El Reiki para la alegría puede complementarse con otras herramientas y prácticas:

- Cristales: usar citrino y aventurina para estimular la energía positiva y el entusiasmo.
- Aceites esenciales: difundir aromas como naranja, bergamota o ylang ylang crea un ambiente vibrante y optimista.
- Actividades creativas: incorporar actividades como pintar, bailar o escribir durante o después de una sesión de reiki potencia la conexión con la creatividad y la alegría.
- Efecto acumulativo.

Con sesiones regulares y una práctica constante, el Reiki transforma gradualmente la forma de relacionarse con la alegría. Los practicantes informan de:

- Una mayor capacidad para disfrutar del presente.
- Una perspectiva más positiva y optimista frente a los desafíos.
- Una conexión más profunda con la gratitud y el amor propio.
- Un estado general de bienestar y vitalidad.
- Cierre de la sesión.

Al finalizar una sesión enfocada en la alegría, es útil sellar el trabajo realizado visualizando una esfera de luz brillante que rodea al receptor, simbolizando la energía positiva que lo acompaña. Agradecer a la energía universal y al momento compartido refuerza la intención de mantener una alegría continua.

• El Reiki como camino hacia la alegría plena.

En última instancia, el Reiki nos recuerda que la alegría no depende de circunstancias externas, sino que es un estado interno al que siempre podemos acceder. Al trabajar con la energía universal, aprendemos a liberarnos de bloqueos, a abrazar el presente y a conectar con la abundancia de experiencias positivas que nos rodean. Este proceso no solo transforma nuestra percepción de la vida, sino que también nos inspira a compartir nuestra alegría con los demás, generando un impacto positivo en el mundo.

Capítulo 51.
Reiki y autosuficiencia.

La autosuficiencia es un estado de confianza y empoderamiento en el que una persona se siente capaz de manejar su vida y su bienestar desde un lugar de equilibrio y autonomía. Este concepto no implica aislamiento, sino la capacidad de confiar en nuestras propias habilidades, recursos y energía para afrontar los desafíos de la vida.

En este sentido, el Reiki es una herramienta muy valiosa para cultivar la autosuficiencia, ya que nos conecta con la energía universal, fortalece nuestra intuición y nos permite trabajar en nuestro propio equilibrio energético. Al practicar Reiki de manera constante, desarrollamos una relación más profunda con nosotros mismos, aprendemos a identificar nuestras necesidades y desbloqueamos el potencial interno que nos impulsa hacia una vida más plena e independiente.

• La relación entre Reiki y autosuficiencia.

El Reiki fomenta la autosuficiencia en varios niveles:

• Físico: ayuda a mantener la salud y la vitalidad al liberar tensiones y equilibrar el cuerpo.

• Emocional: proporciona herramientas para procesar y liberar emociones, lo que nos permite manejar mejor el estrés y las dificultades.

• Mental: promueve la claridad y la confianza a la hora de tomar decisiones.

• Espiritual: refuerza la conexión con nuestra intuición y propósito, guiándonos hacia elecciones alineadas con nuestra esencia.

Al aprender a canalizar Reiki hacia nosotros mismos, nos convertimos en agentes activos de nuestro propio bienestar,

reduciendo la dependencia de fuentes externas y encontrando equilibrio y sanación.
• Practicando Reiki para la autosuficiencia.
• Autotratamiento regular.

El autotratamiento es la práctica central para desarrollar la autosuficiencia con Reiki. Dedicar tiempo diario a trabajar en nuestros propios chakras y energía nos permite mantener un estado constante de armonía.

Preparación: Encuentra un espacio tranquilo donde puedas practicar sin interrupciones.

2. Trabajo en los chakras:
- Chakra raíz: refuerza la seguridad y el arraigo.
o Plexo solar: fortalece la confianza y la autoestima.
o Corazón: promueve el amor propio y la compasión hacia uno mismo.
Tercer ojo: Desarrolla la intuición y la claridad.

3. Visualización: mientras canalizas Reiki hacia cada chakra, imagina una luz brillante que fluye a través de tu cuerpo y limpia los bloqueos, fortaleciendo tu energía.

Técnicas adicionales:
Afirmaciones: Combina el autotratamiento con afirmaciones como:
o «Confío en mi capacidad para manejar cualquier situación».
o «Mi energía está en equilibrio y estoy en paz conmigo mismo».

• Diario energético: llevar un registro de tus prácticas de reiki y de cómo afectan a tu energía te ayuda a desarrollar una comprensión más profunda de tus necesidades y progresos.

• Desarrollando la intuición.

La autosuficiencia también implica confiar en nuestra intuición para guiarnos por el camino correcto. El Reiki, especialmente cuando se trabaja en el chakra del tercer ojo, fortalece esta conexión interna y nos permite escuchar con mayor claridad nuestra voz interior.

Un ejercicio práctico para desarrollar la intuición es:

Coloca las manos sobre el tercer ojo durante el autotratamiento.

2. Respirar profundamente mientras se repite la afirmación: «Confío en mi intuición y en mi capacidad para tomar decisiones alineadas».

3. Permitir que cualquier sensación, pensamiento o imagen surja sin juzgarla, observándola como una guía interna.

• Fortalece la conexión con la energía universal.

La autosuficiencia no significa que debamos hacerlo todo por nuestra cuenta, sino que implica reconocer nuestra conexión con una fuente infinita de energía y apoyo: la energía universal. A través del Reiki, aprendemos a canalizar esta energía para nuestro propio beneficio y para el de los demás.

• Ejercicio de conexión:

Siéntate en un lugar tranquilo y coloca las manos en el chakra corona.

2. Visualiza una luz brillante que fluye del universo hacia tu cuerpo, llenándote de vitalidad y equilibrio.

3. Siente cómo esta conexión te recuerda que nunca estás solo y que siempre puedes acceder a esta fuente de energía.

Herramientas complementarias:

El Reiki para la autosuficiencia puede complementarse con las siguientes prácticas:

• Cristales: usar hematita para el arraigo, citrino para la confianza y amatista para la intuición.

• Aceites esenciales: difundir aromas como eucalipto, limón o romero para aumentar la claridad y el enfoque.

• Meditación guiada: incorpora meditaciones que refuercen la confianza en uno mismo y la conexión con el propósito.

• Efecto acumulativo.

A medida que practicamos Reiki de manera constante, desarrollamos una autosuficiencia que se refleja en todos los aspectos de nuestra vida.

• Mayor capacidad para manejar el estrés y las emociones.

• Mayor confianza a la hora de tomar decisiones.

- Reducción de la dependencia emocional o energética de los demás.
- Una conexión más profunda con el propósito personal y el flujo universal.
- Cierre de la práctica.

Al finalizar cualquier práctica de reiki enfocada en la autosuficiencia, es útil agradecer a la energía universal por su apoyo y a uno mismo por el compromiso con el propio bienestar. Este acto de gratitud refuerza la confianza y el empoderamiento que se busca cultivar con la práctica.

- El Reiki como camino hacia la independencia energética.

En última instancia, el Reiki nos muestra que la autosuficiencia no es un destino final, sino un proceso continuo de conexión, aprendizaje y crecimiento. Al trabajar con la energía universal, descubrimos que tenemos dentro de nosotros todas las herramientas necesarias para mantener el equilibrio, superar los desafíos y vivir en alineación con nuestra esencia más auténtica. Este estado de autosuficiencia nos permite experimentar la vida desde un lugar de fortaleza, confianza y plenitud, y nos recuerda que somos capaces de crear y sostener nuestro propio bienestar en armonía con el universo.

Capítulo 52.
Camino del Reiki

El Reiki no es solo una práctica de sanación energética, sino un camino de vida que transforma profundamente a quienes lo recorren. Este sendero, guiado por los principios universales de la energía y la compasión, nos invita a explorar nuestra esencia, a crecer espiritualmente y a contribuir al bienestar del mundo que nos rodea.

El «Camino del Reiki» no tiene un destino final, sino que es un viaje continuo de aprendizaje, práctica y transformación. A medida que avanzamos en este recorrido, descubrimos nuevas formas de conectar con la energía universal, de sanar nuestras propias heridas y de ayudar a los demás a encontrar su equilibrio y plenitud.

Principios fundamentales en el Camino del Reiki:

El camino del Reiki está cimentado en valores y principios que nos guían en nuestra práctica y vida:

2. «Solo por hoy, no te enfades»: nos invita a liberar la ira y a cultivar la paciencia y la serenidad.

3. Solo por hoy, no te preocupes: refuerza la confianza en el flujo natural de la vida y nos ayuda a vivir el presente.

4. Solo por hoy, sé agradecido: nos recuerda la importancia de la gratitud como fuerza transformadora.

5. Trabaja diligentemente solo por hoy: Promueve el compromiso con nuestra práctica y nuestro crecimiento personal.

6. 7. Solo por hoy, sé amable con los demás: fomenta la compasión y la conexión con los demás seres.

Aunque estos principios son simples, contienen una sabiduría profunda que nos guía hacia una vida más equilibrada y significativa.

7.   Etapas del Camino del Reiki

El camino del Reiki puede describirse como un proceso continuo de evolución que incluye varias etapas:

1. Descubrimiento.

La primera etapa es el momento en que descubrimos el Reiki y comenzamos a explorar su potencial. Esto puede ocurrir a través de una experiencia personal, una recomendación o una búsqueda interior de sanación y conexión.

En esta fase, el practicante se familiariza con los conceptos básicos, como la energía universal, los chakras y las técnicas fundamentales de Reiki.

2. Aprendizaje y sintonización.

La siguiente etapa implica el aprendizaje formal del Reiki, que incluye recibir las sintonizaciones de un maestro. Estas sintonizaciones no solo abren los canales energéticos, sino que también suponen un compromiso con el camino del Reiki.

Durante esta fase, el practicante aprende a canalizar energía, a trabajar con los símbolos y a aplicarlos en su vida diaria y en la sanación de los demás.

10.3. Práctica y maestría personales.

La práctica regular es esencial en el camino del Reiki. A través del autotratamiento, las sesiones con otros practicantes y la meditación, el practicante profundiza su conexión con la energía universal y fortalece su confianza en el proceso.

En esta etapa, el Reiki comienza a transformar no solo la energía del practicante, sino también su perspectiva, ayudándole a vivir con mayor conciencia y autenticidad.

11.   4. Enseñanza y compartir.

Para quienes eligen convertirse en maestros de Reiki, el camino incluye la responsabilidad de compartir este conocimiento con otros. La enseñanza del Reiki no se limita a la transmisión de técnicas, sino que también es un acto de servicio que refuerza el flujo de energía universal.

Los maestros de Reiki actúan como guías, ayudando a los estudiantes a encontrar su propio camino dentro de esta práctica.

12.   Transformación a lo largo del camino

A medida que avanzamos en el camino del Reiki, experimentamos una transformación profunda que afecta a todos los aspectos de nuestra vida:

• A nivel emocional: una mayor capacidad para gestionar las emociones, superar el estrés y cultivar la paz interior.

• A nivel físico: una mayor vitalidad y salud, gracias al equilibrio energético y la liberación de tensiones.

• A nivel emocional: una mayor capacidad para gestionar las emociones, superar el estrés y alcanzar la paz interior.

• A nivel mental: claridad, enfoque y una perspectiva más positiva y abierta hacia la vida.

• A nivel espiritual: una conexión más profunda con nuestra esencia y con el universo, y un sentido de propósito y unidad.

13. Desafíos en el Camino del Reiki

Como cualquier proceso de crecimiento, el camino del Reiki también implica desafíos. Estos pueden incluir dudas sobre la práctica, dificultades para mantener la constancia o la confrontación con emociones profundas que necesitan sanación.

Enfrentarse a ellos con paciencia y autocompasión forma parte del aprendizaje. Cada obstáculo es una oportunidad para fortalecer nuestra práctica y para profundizar en nuestra conexión con la energía universal.

14. Reiki como estilo de vida.

Para quienes se comprometen plenamente con él, el Reiki se convierte en un estilo de vida. La práctica no se limita a las sesiones, sino que impregna cada aspecto de la vida cotidiana:

• Relaciones: Fomenta la empatía, la comunicación abierta y la conexión auténtica con los demás.

• Trabajo: inspira un enfoque más consciente y equilibrado hacia nuestras responsabilidades y metas.

• Propósito: refuerza nuestra capacidad para vivir en consonancia con nuestros valores y aspiraciones.

15. Reflexión final: El camino del Reiki

El camino del Reiki no es lineal ni uniforme, sino que es único para cada persona. Algunas personas pueden recorrerlo rápidamente, mientras que otras lo hacen más despacio, integrando cada aprendizaje en su propio tiempo. Lo importante no es la velocidad, sino la sinceridad y la dedicación con la que avanzamos.

En última instancia, el Reiki nos recuerda que somos parte de un flujo universal infinito. Al trabajar con esta energía, descubrimos no solo nuestra capacidad para sanar y crecer, sino también nuestra conexión con todos los seres y con el universo.

El camino del Reiki es un recordatorio constante de que, sin importar las circunstancias, siempre podemos encontrar equilibrio, armonía y propósito, guiados por la luz infinita de la energía universal.

Epílogo

Al llegar al final de este libro, una travesía se completa, pero otra comienza. El Reiki no es un destino, sino un camino continuo, donde cada paso revela más de la vastedad que habita dentro y alrededor de ti. Al conectar con la energía universal, no solo descubres el poder de sanar, sino también la capacidad de transformarte.

Ahora llevas contigo algo que no puede ser arrebatado: la conciencia de que eres un canal para la fuerza vital que impregna todas las cosas. Este no es el final, sino un inicio. Que las técnicas, los principios y las reflexiones compartidas aquí sean semillas, germinando en momentos de práctica, introspección y descubrimiento.

Recuerda: la verdadera esencia del Reiki está en la simplicidad del gesto, en la pureza de la intención, en el amor que se transmite. Al llevar este conocimiento contigo, no solo honras el legado de Mikao Usui, sino que también contribuyes a un mundo donde el equilibrio y la armonía son posibles.

La energía que fluye de tus manos ahora es un vínculo entre tú y el universo. Úsala con gratitud, respeto y sabiduría. Y cuando surjan dudas o el camino parezca arduo, vuelve a estas páginas. Aquí siempre encontrarás un reflejo del potencial infinito que eres.

www.ingramcontent.com/pod-product-compliance
Lightning Source LLC
LaVergne TN
LVHW041930070526
838199LV00051BA/2768